Kuhgesicht-Stellung
Gomukhāsana

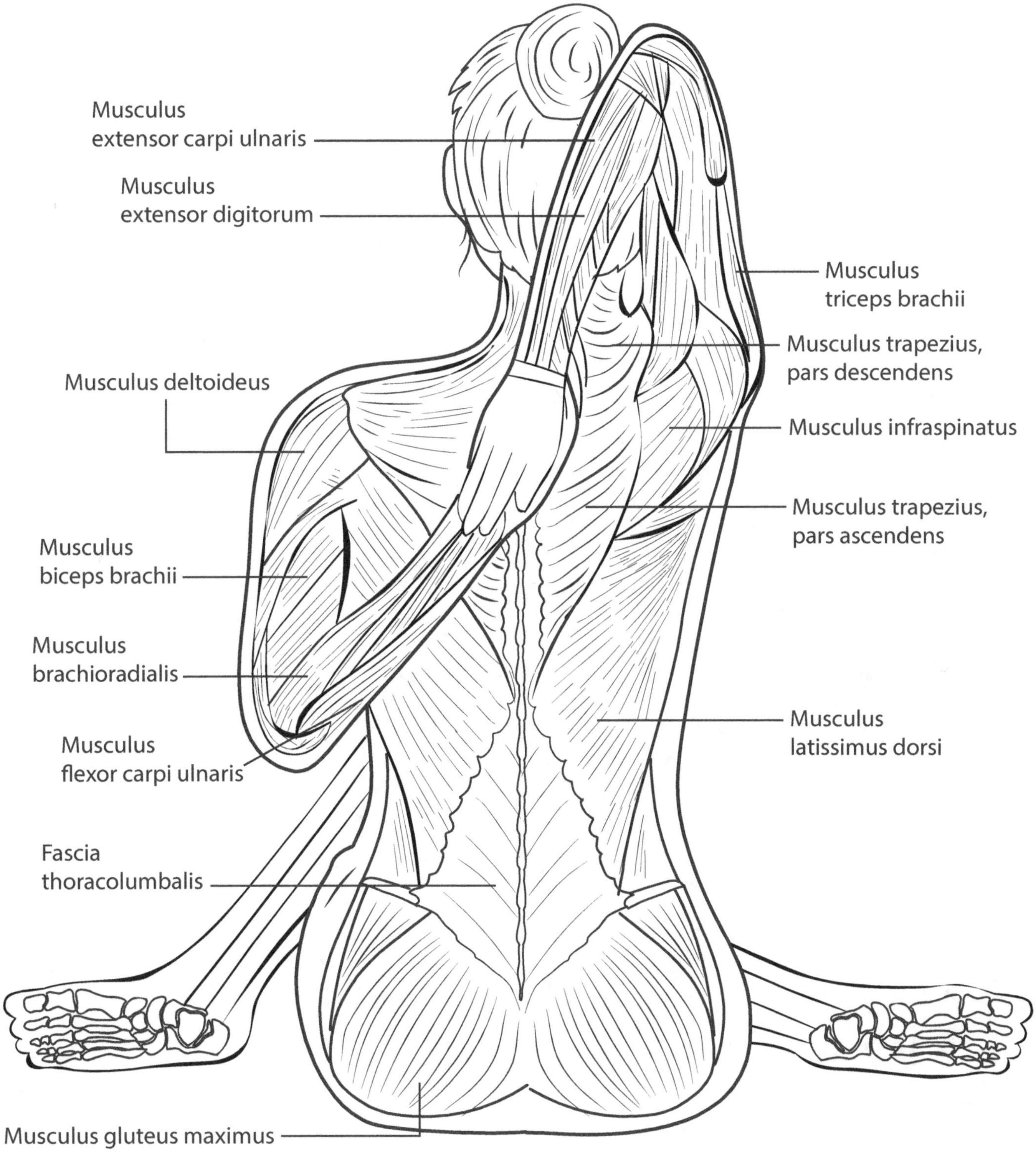

- Musculus extensor carpi ulnaris
- Musculus extensor digitorum
- Musculus deltoideus
- Musculus biceps brachii
- Musculus brachioradialis
- Musculus flexor carpi ulnaris
- Fascia thoracolumbalis
- Musculus gluteus maximus
- Musculus triceps brachii
- Musculus trapezius, pars descendens
- Musculus infraspinatus
- Musculus trapezius, pars ascendens
- Musculus latissimus dorsi

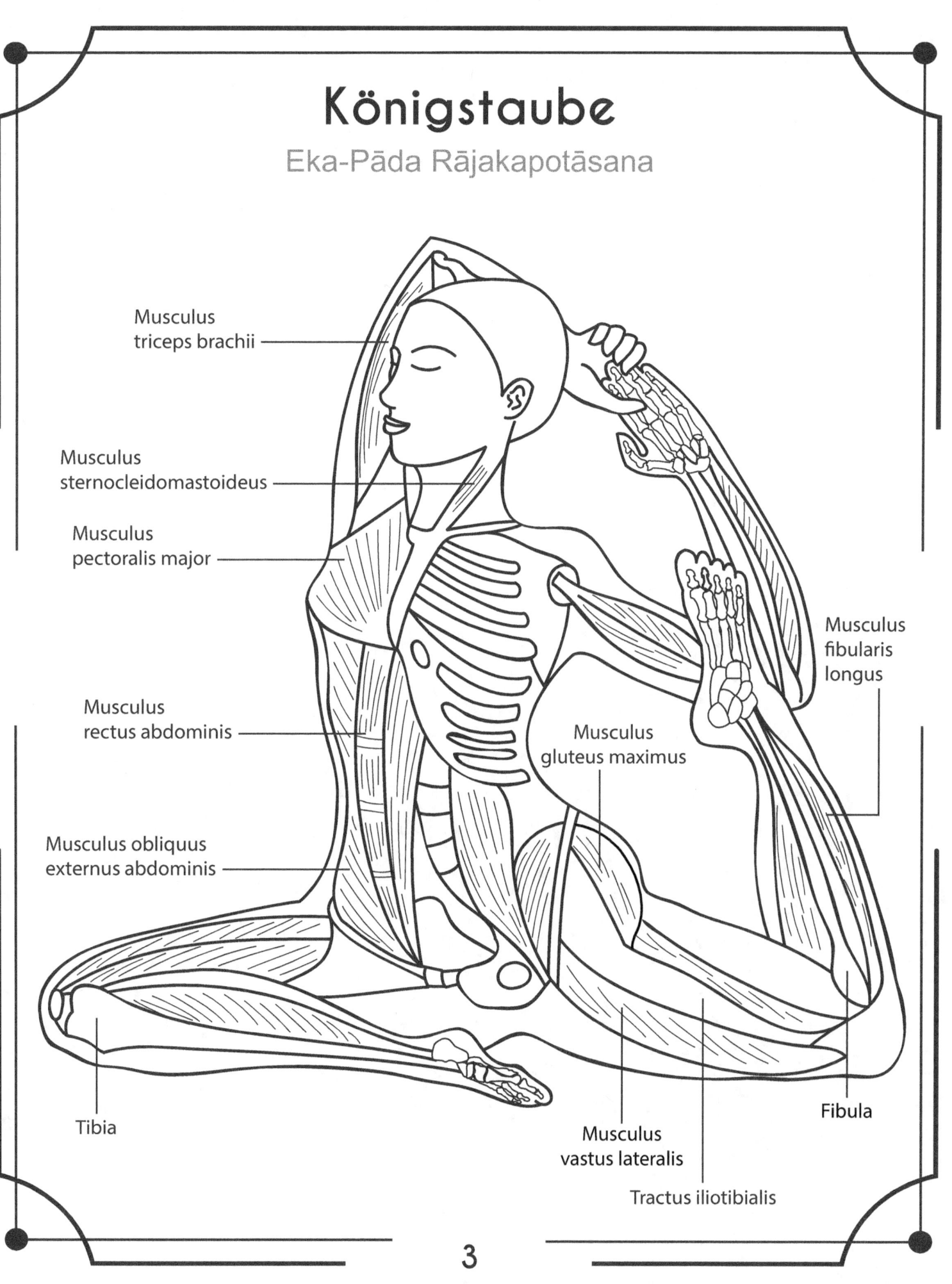

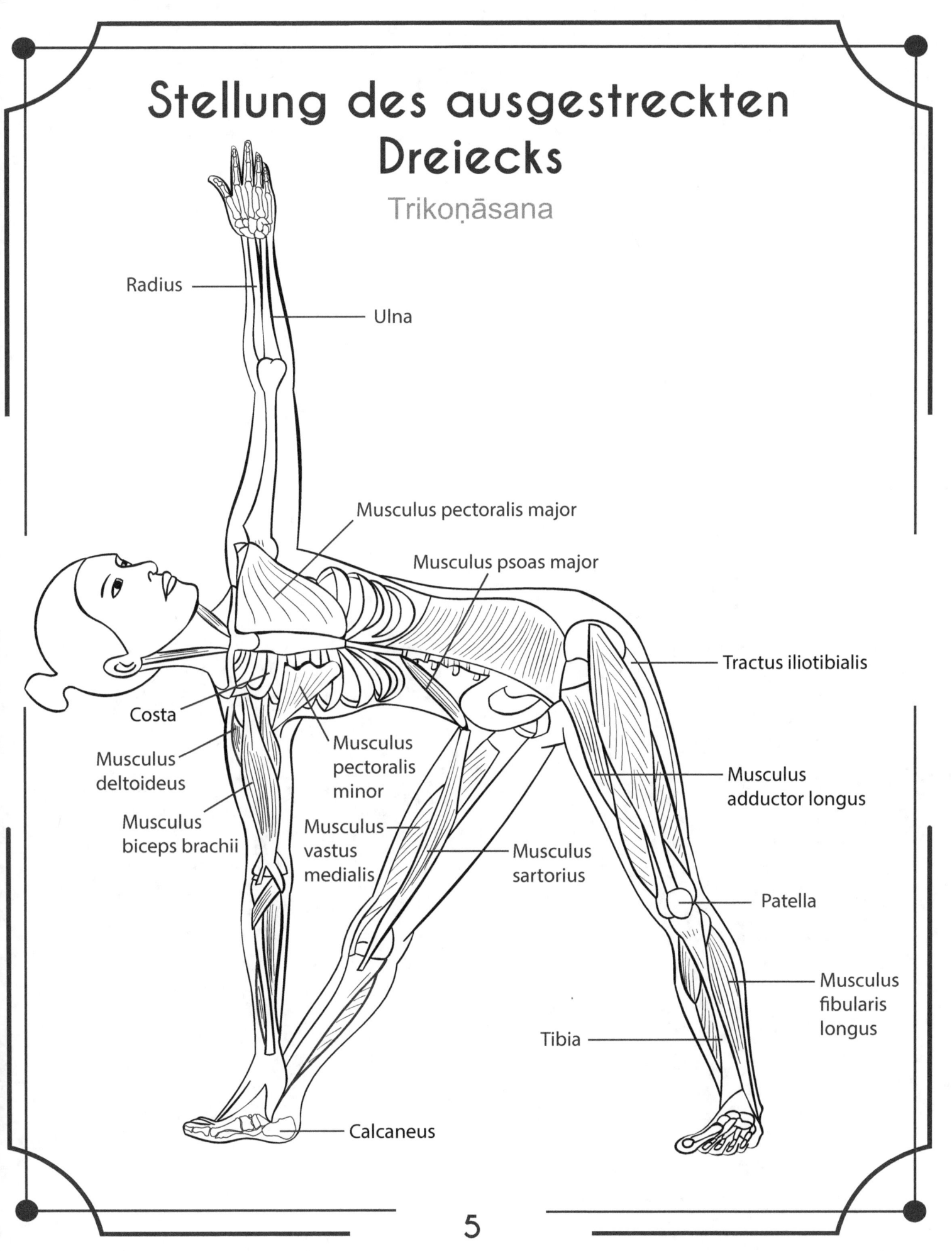

Geschlossene Winkelhaltung

Baddha Koṇāsana

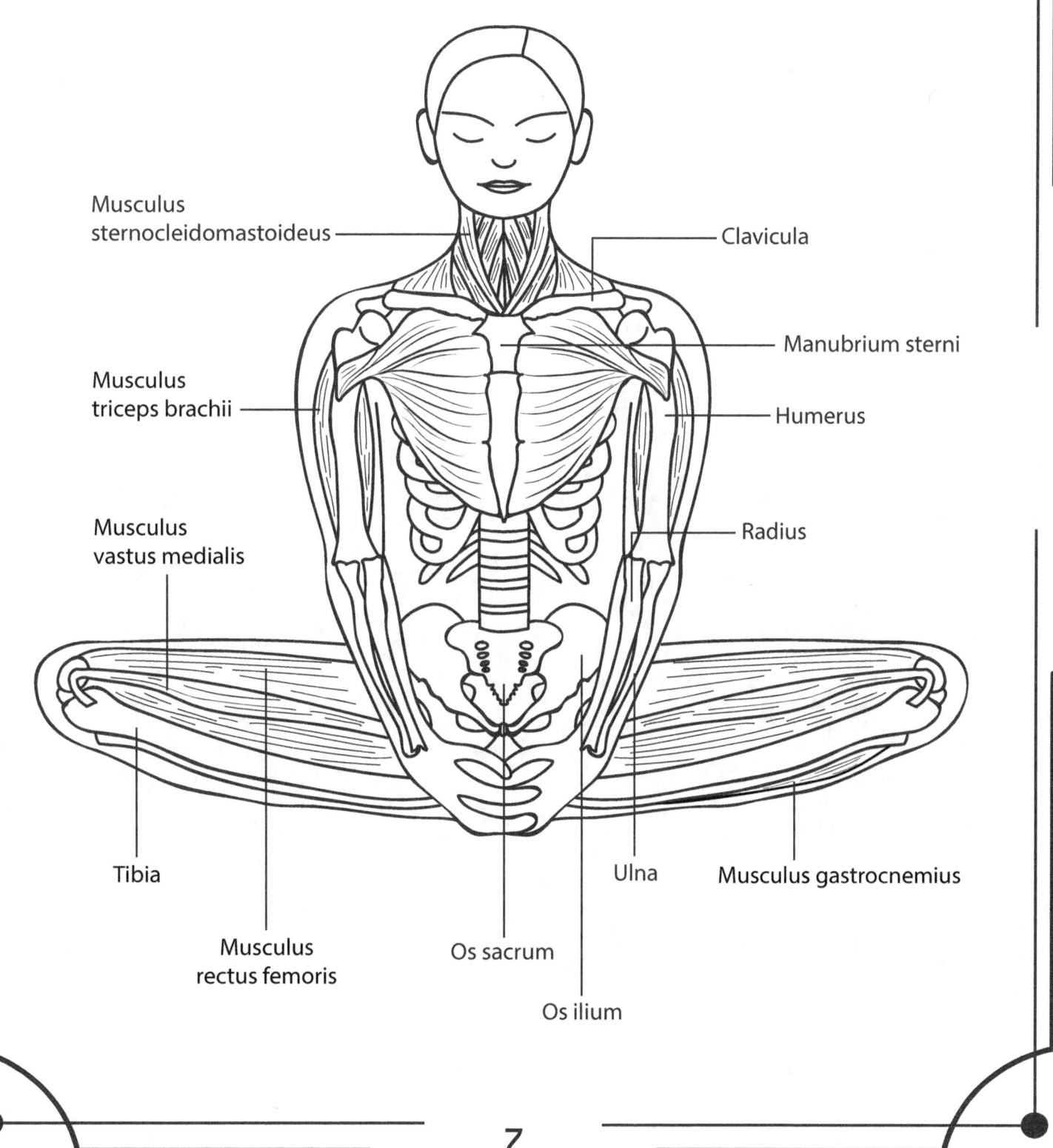

Bogen
Dhanurāsana

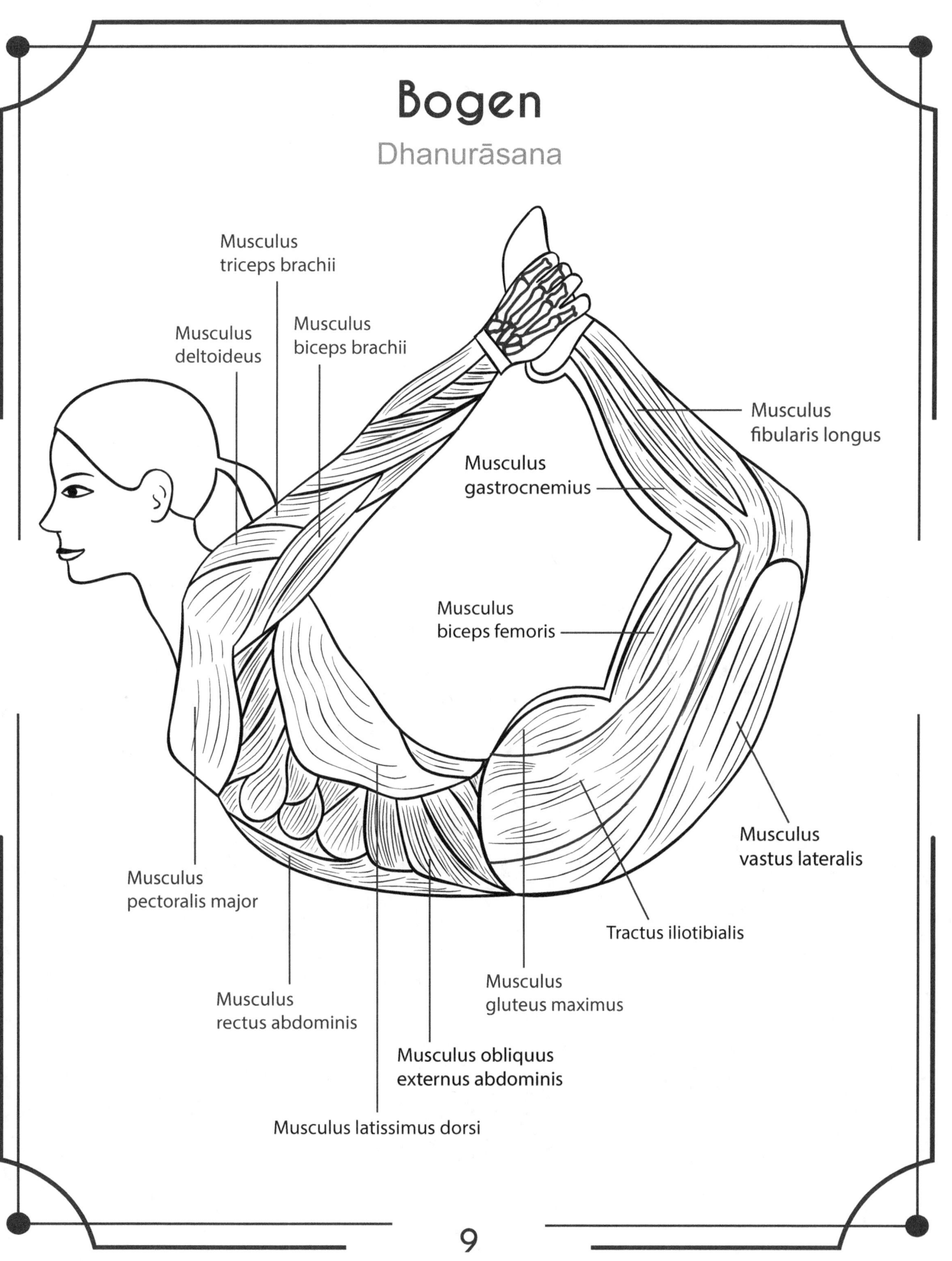

Schulterbrücke
Setu Bandha Sarvāṅgāsana

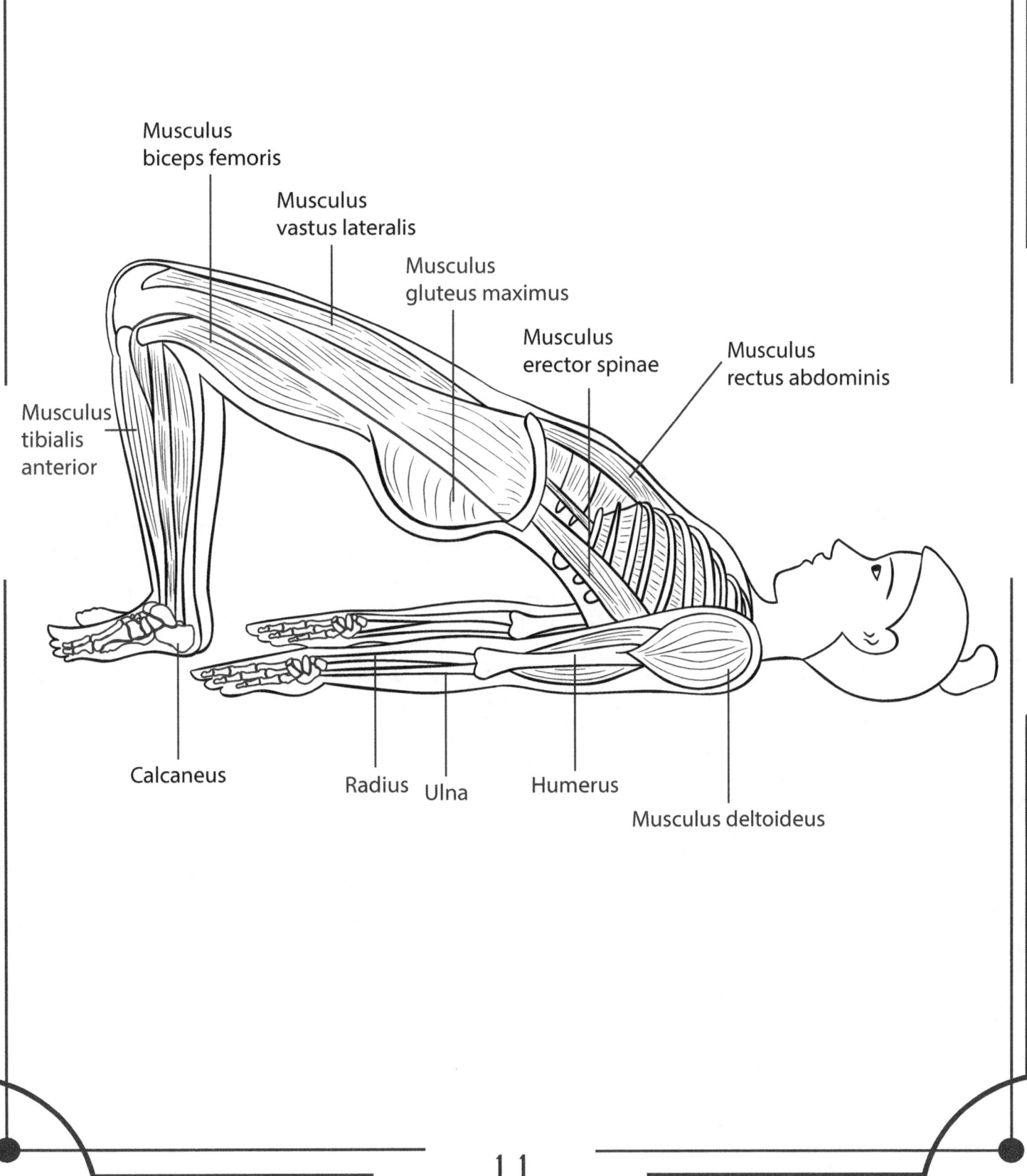

Kamel
Uṣṭrāsana

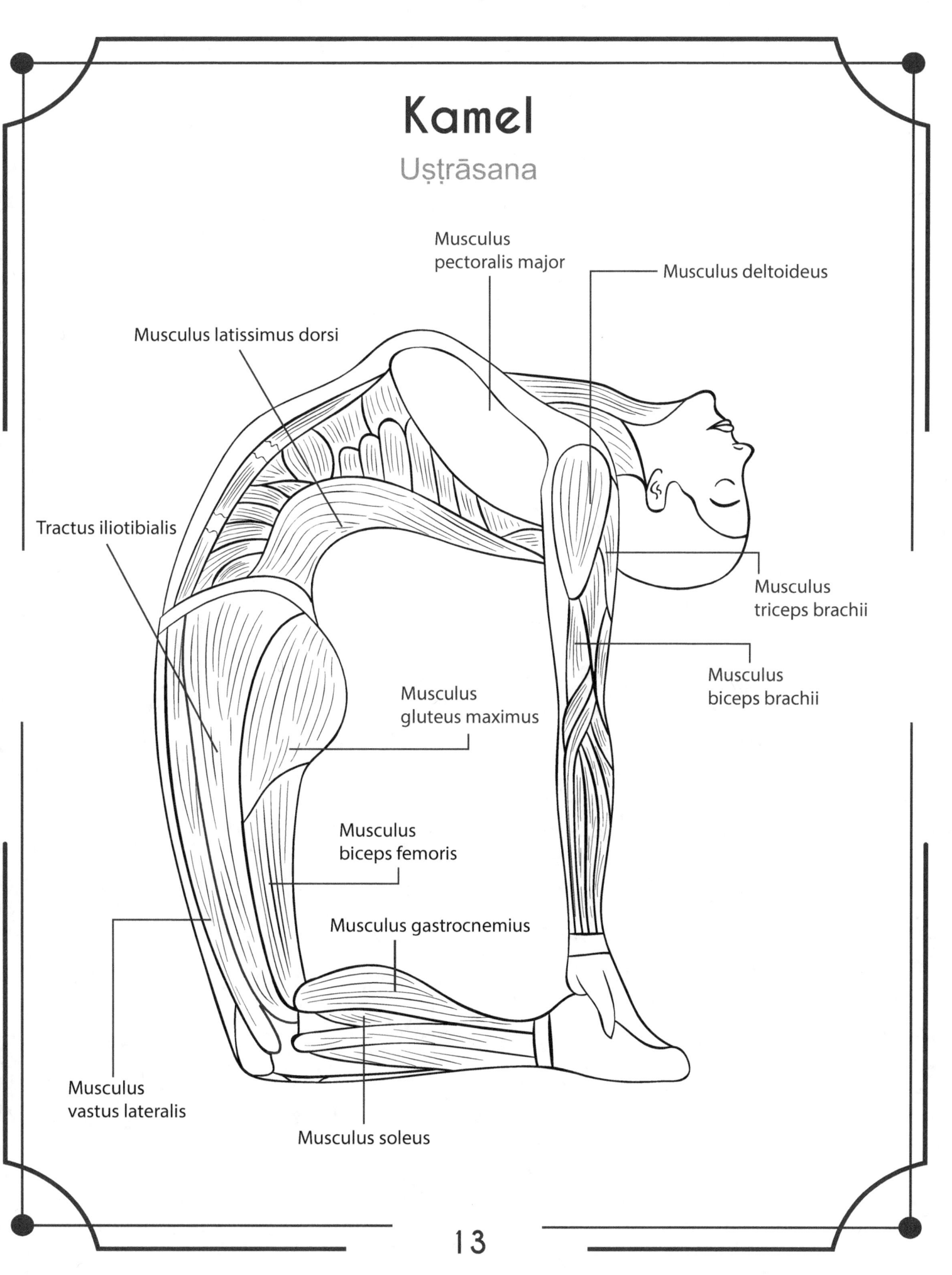

Stuhl
Utkaṭāsana

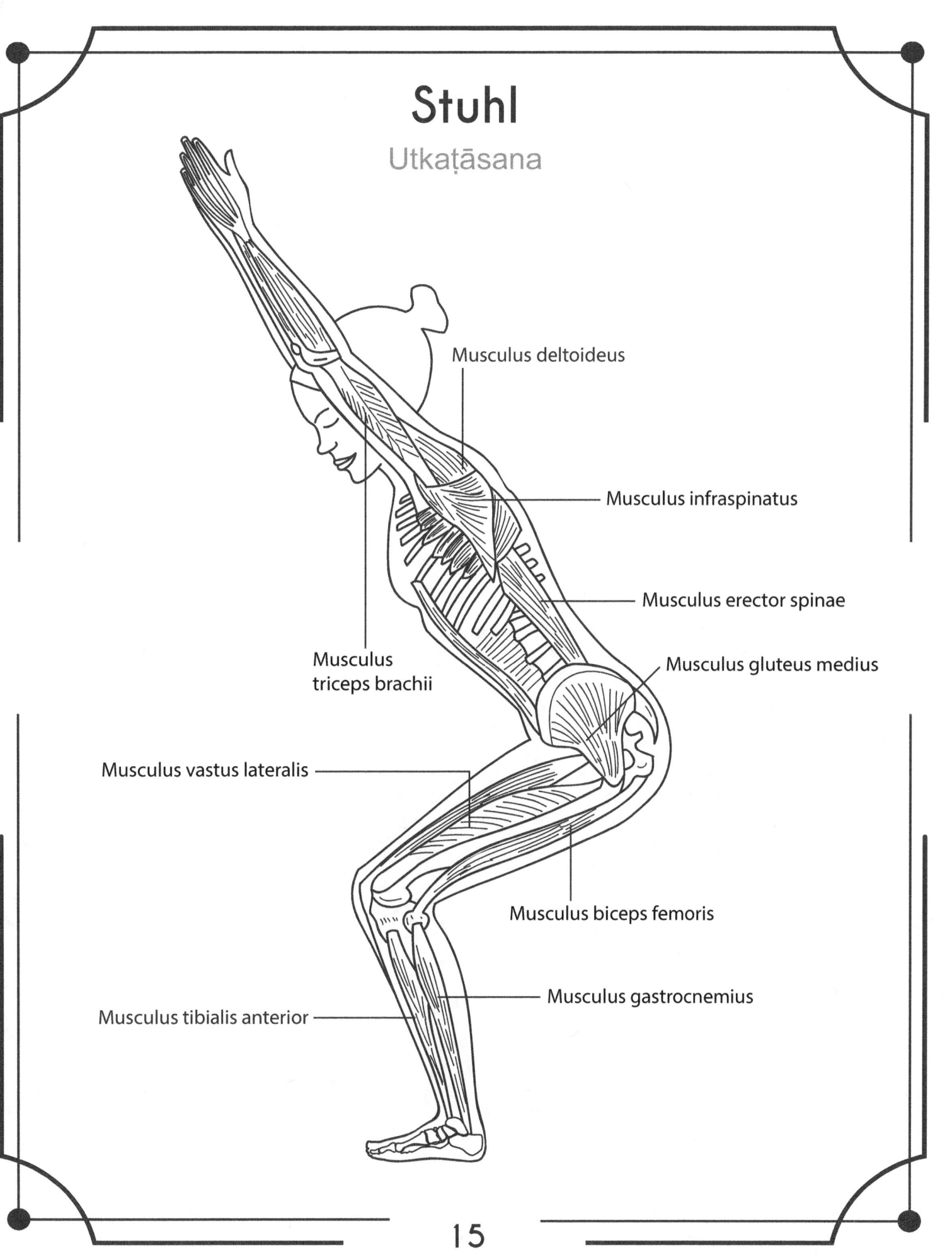

Stellung des Kindes
Bālāsana

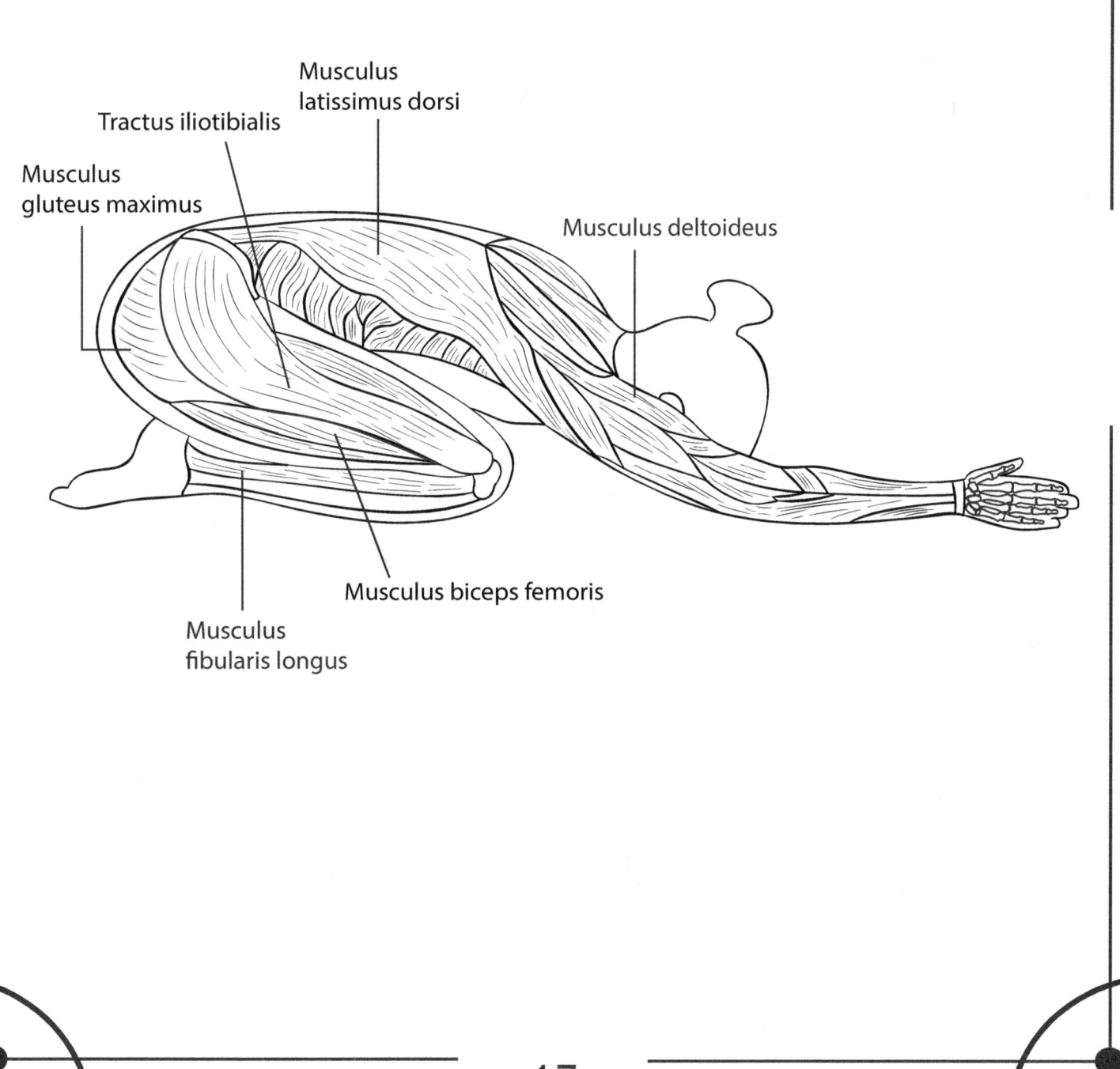

Kobra

Bhujaṅgāsana

- Musculus deltoideus
- Musculus triceps brachii
- Musculus gluteus maximus
- Musculus biceps femoris
- Musculus gastrocnemius
- Musculus fibularis longus
- Musculus vastus lateralis
- Tractus iliotibialis

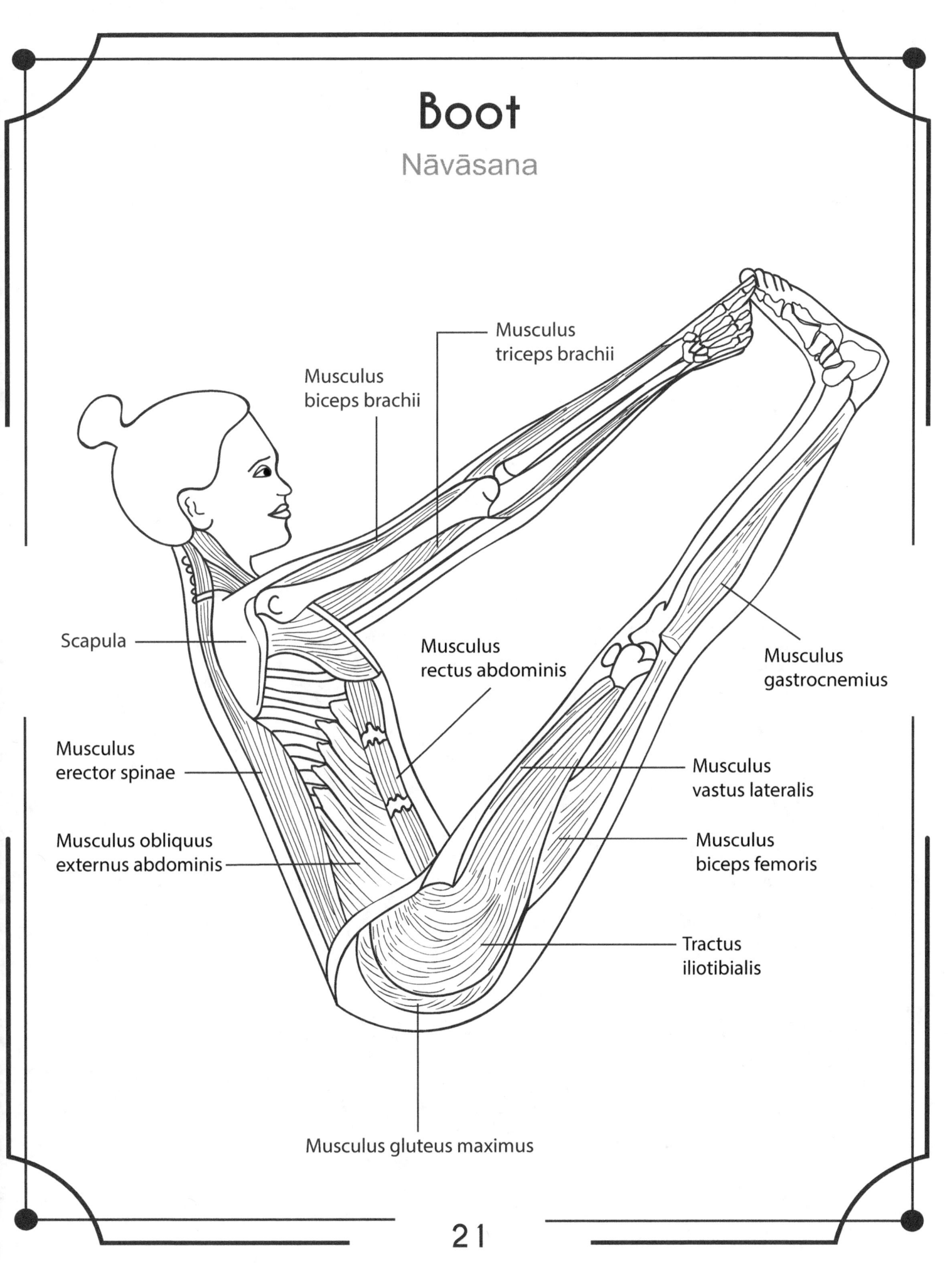

Krähe oder Kranich
Bakāsana

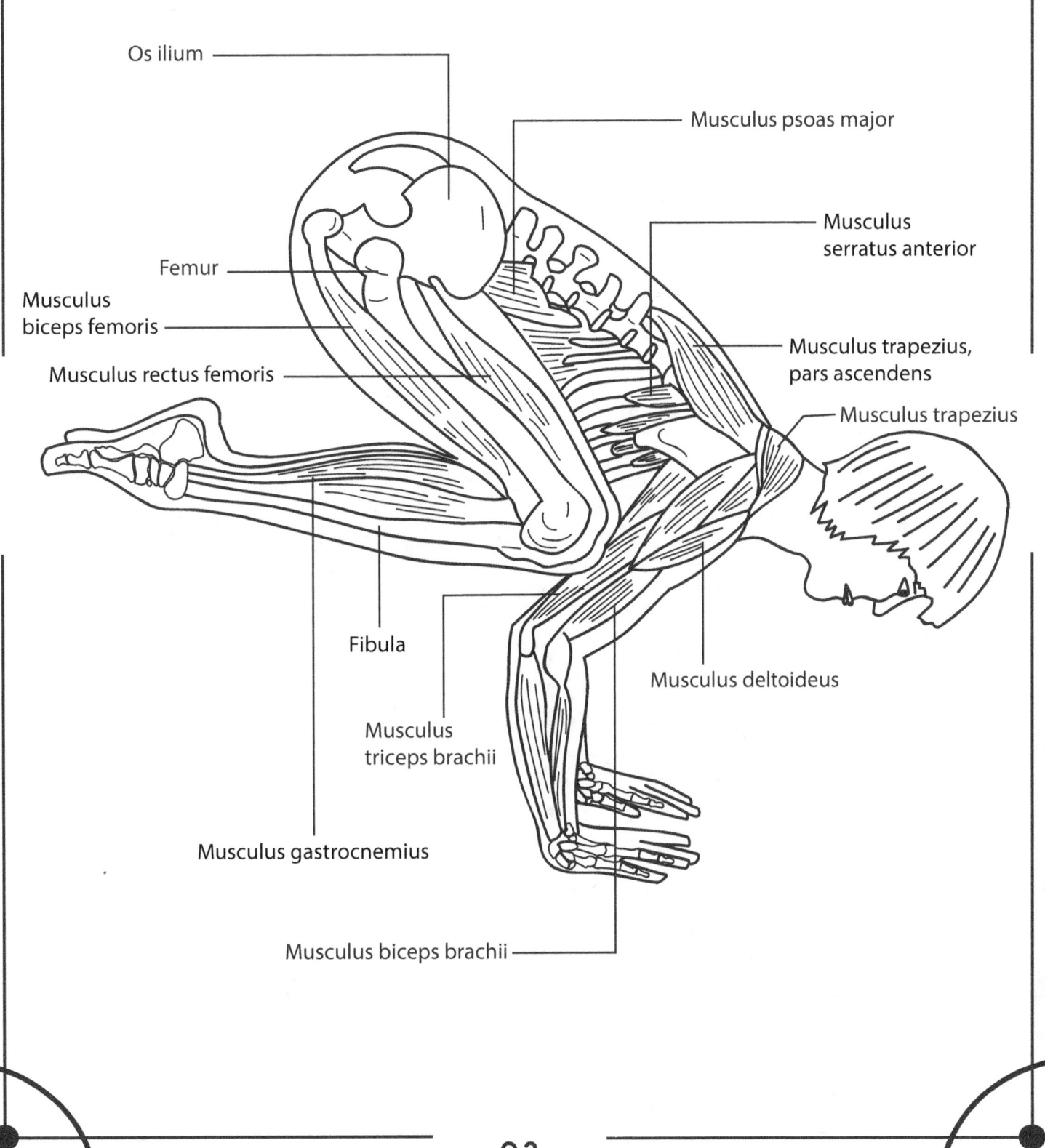

Herabschauender Hund

Adho Mukha Śvānāsana

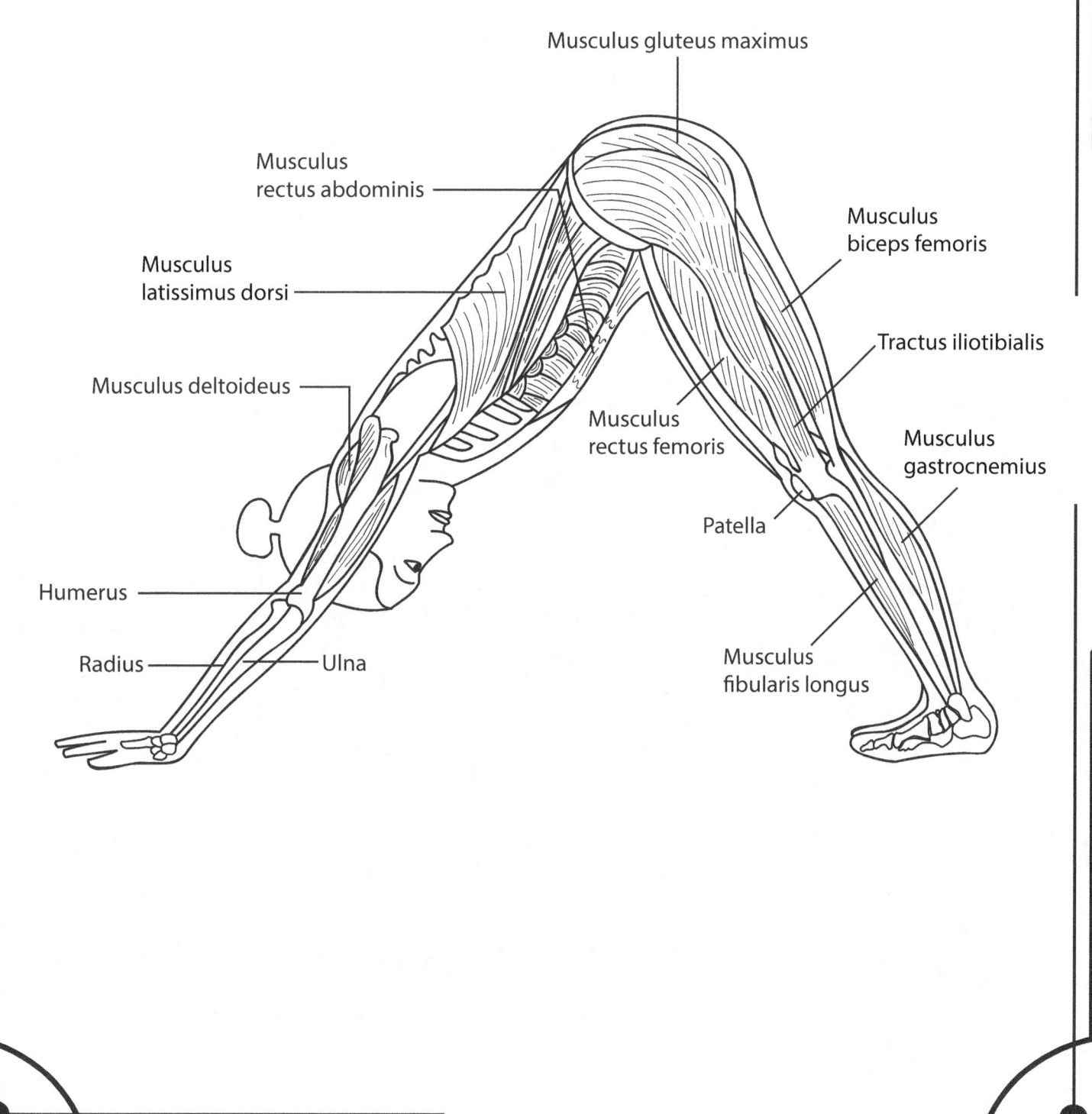

Adler
Garuḍāsana

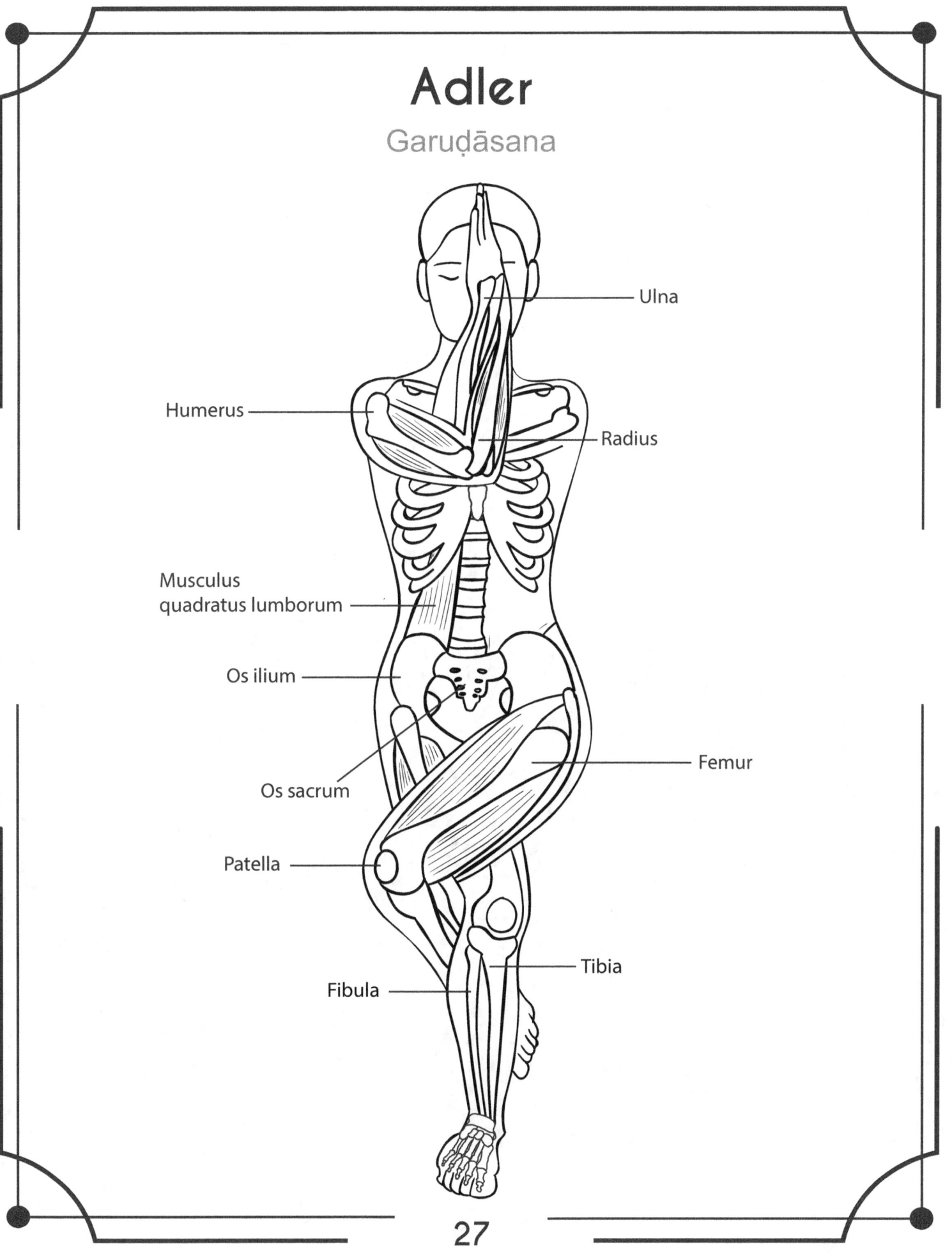

Gestreckte Welpenhaltung
Uttāna Shishosana

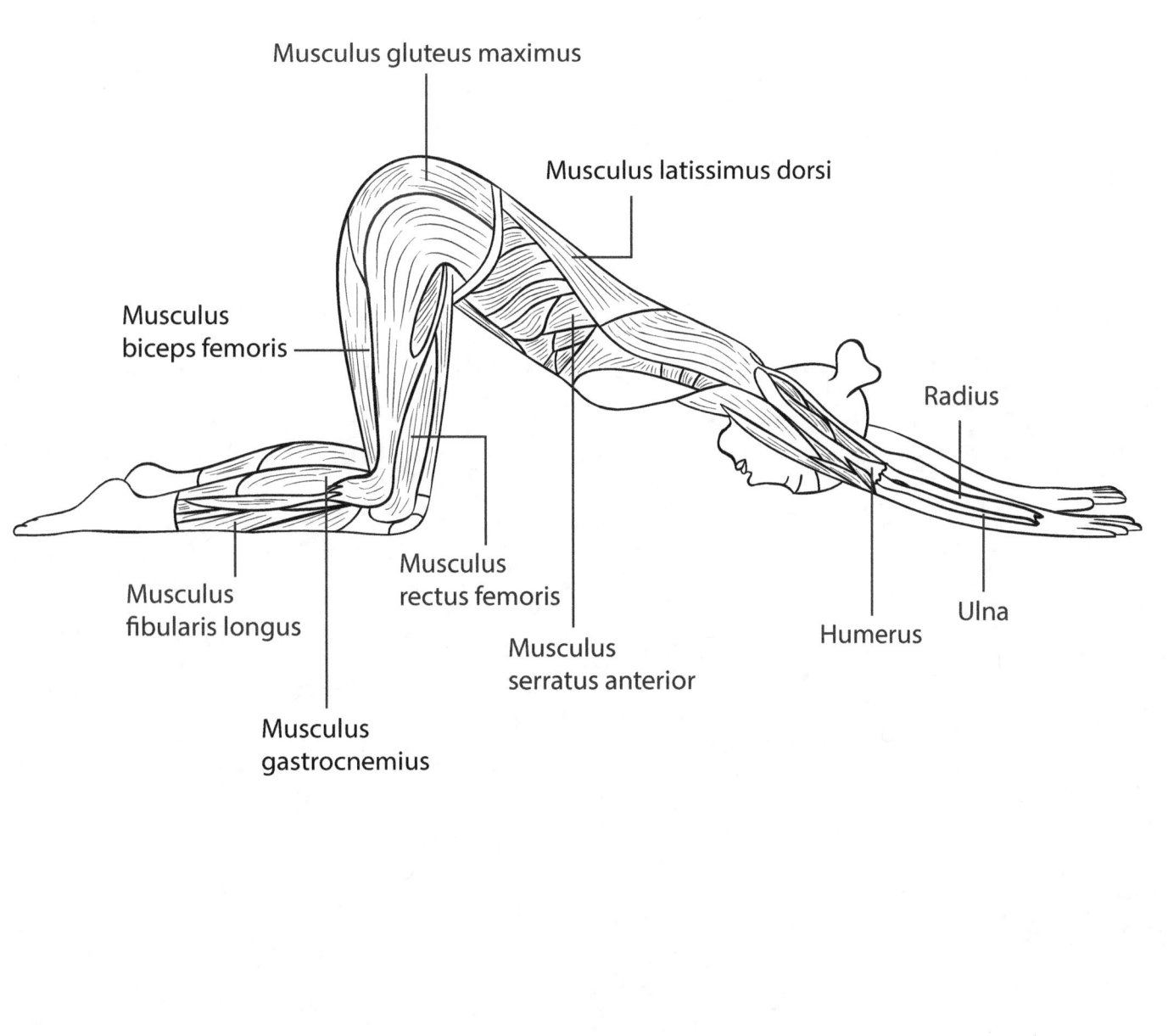

Gestreckter seitlicher Winkel
Utthita Páršvakónásana

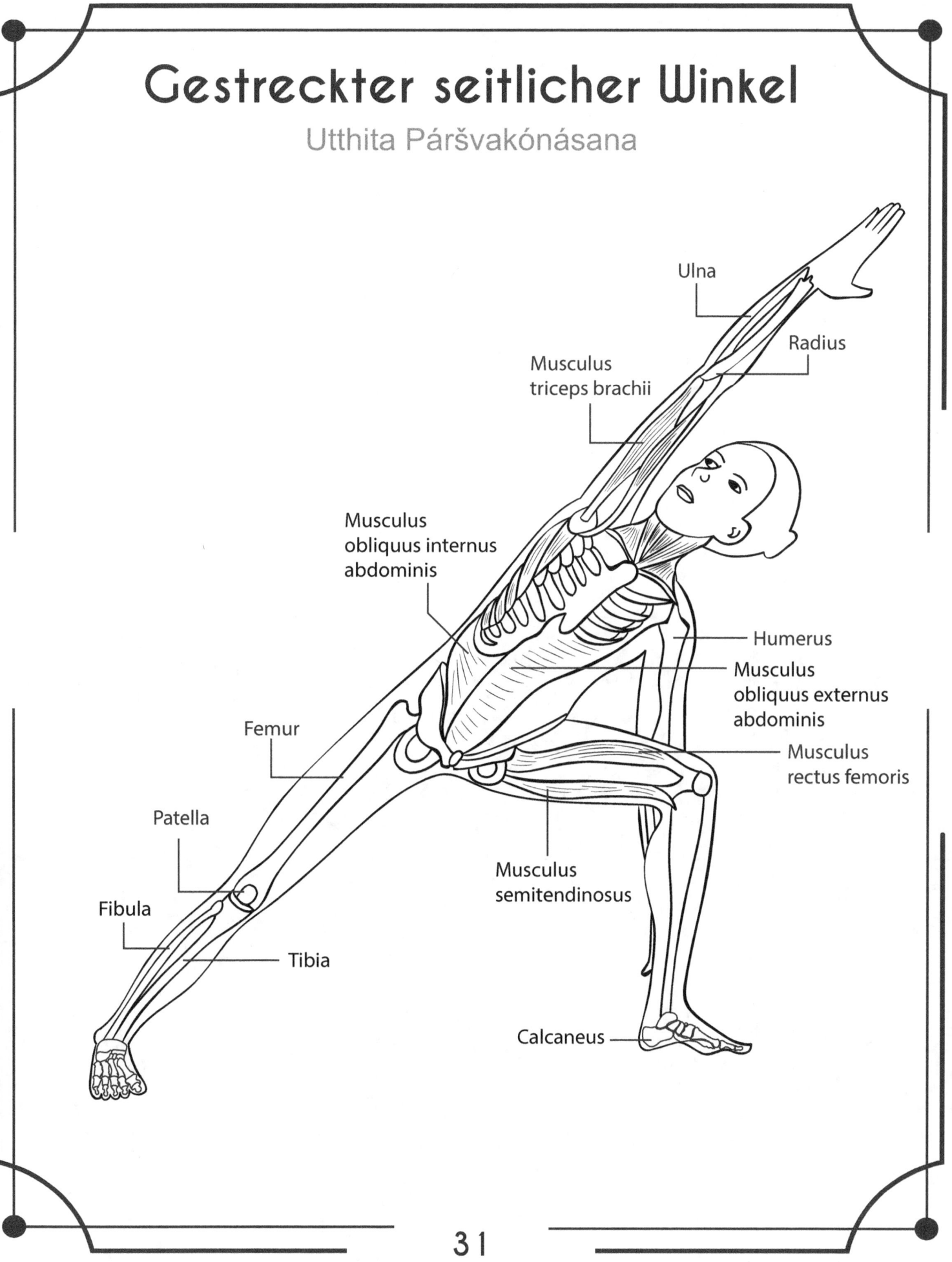

Frosch
Mandukāsana

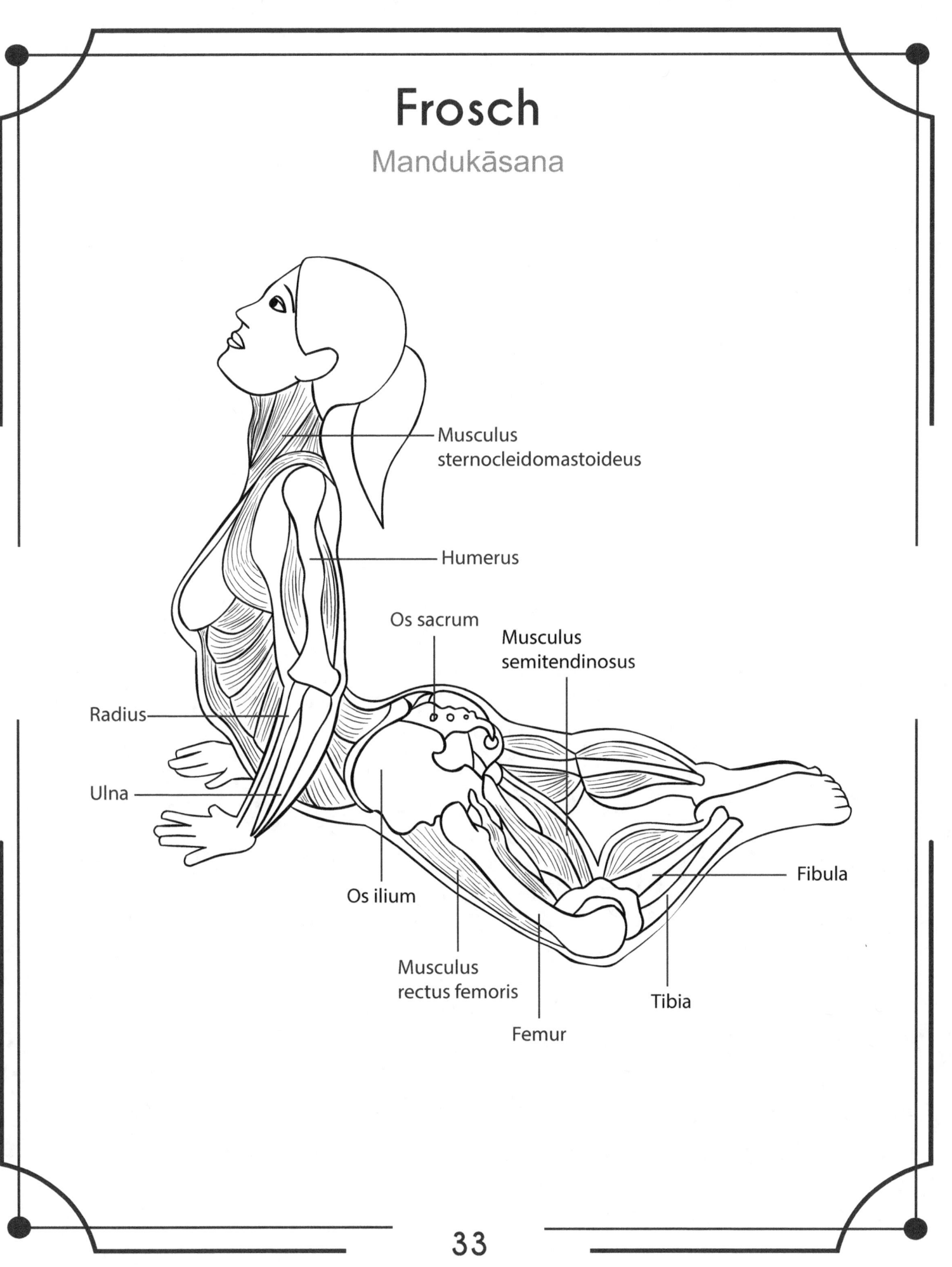

Halber Drehsitz
Ardha Matsyendrāsana

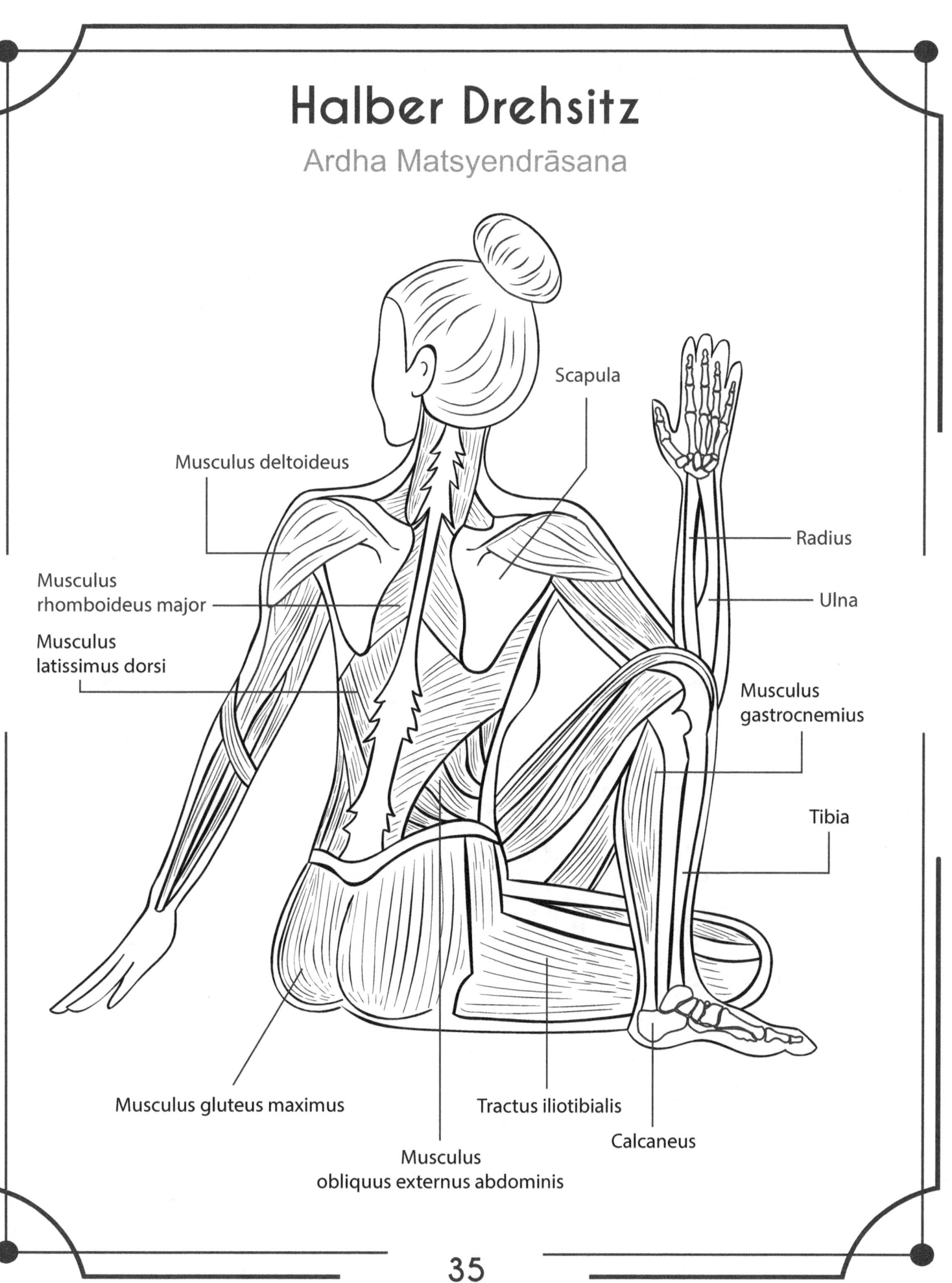

Hand-zum-Fuß-Haltung
Utthita Hasta Pādāṅguṣṭhāsana

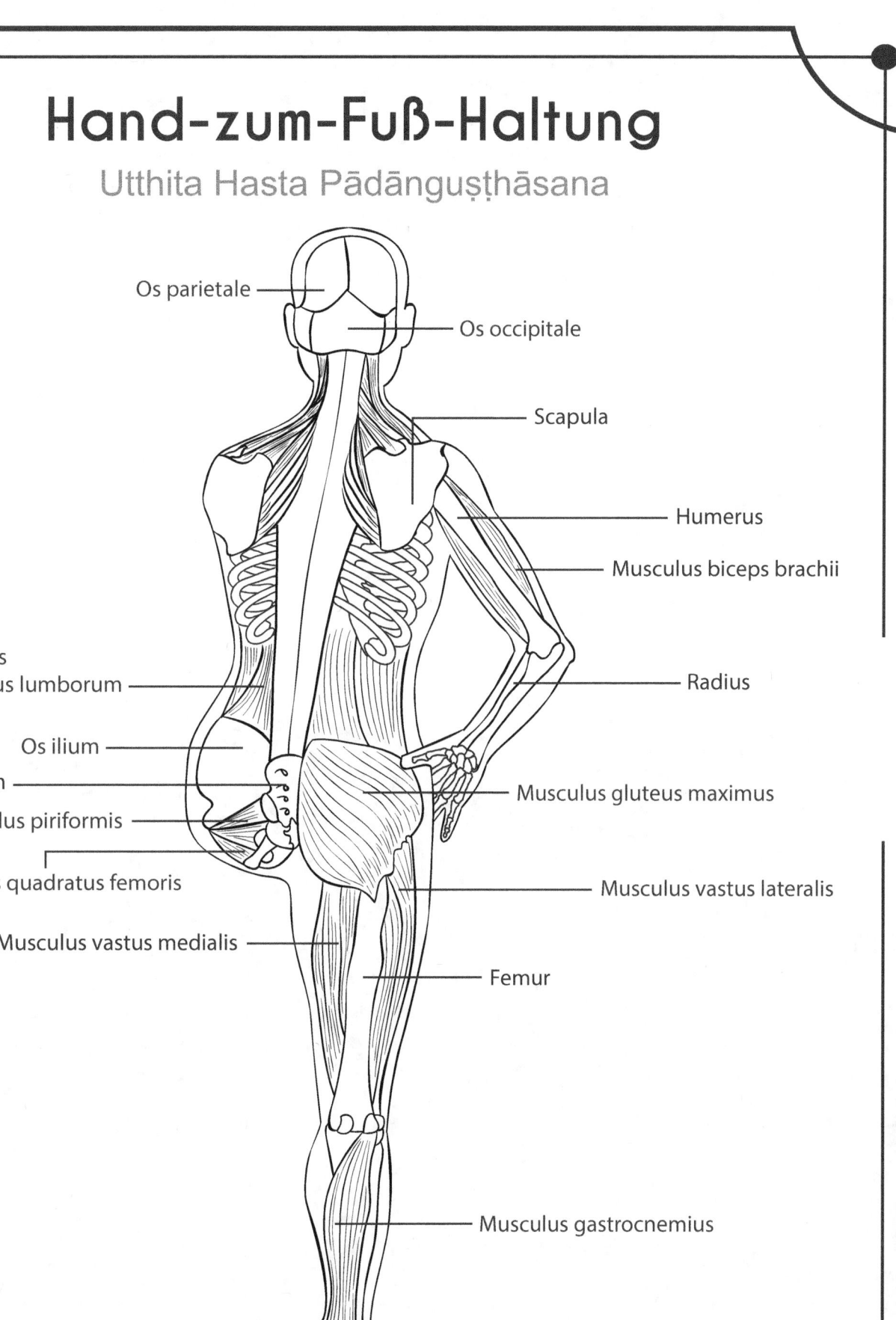

Handstand
Adho Mukha Vrkṣāsana

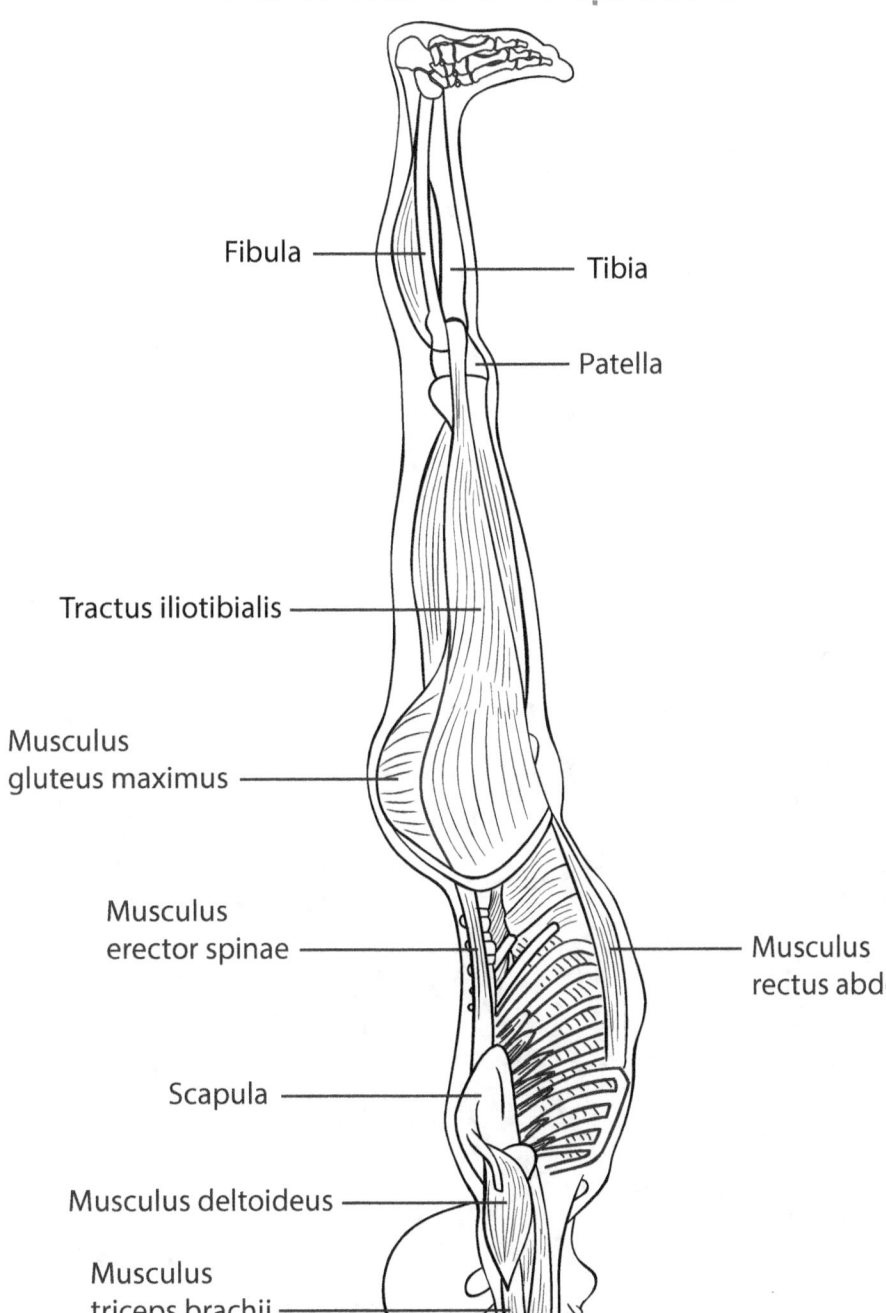

Gestützter Kopfstand
Sālamba Śīrṣāsana

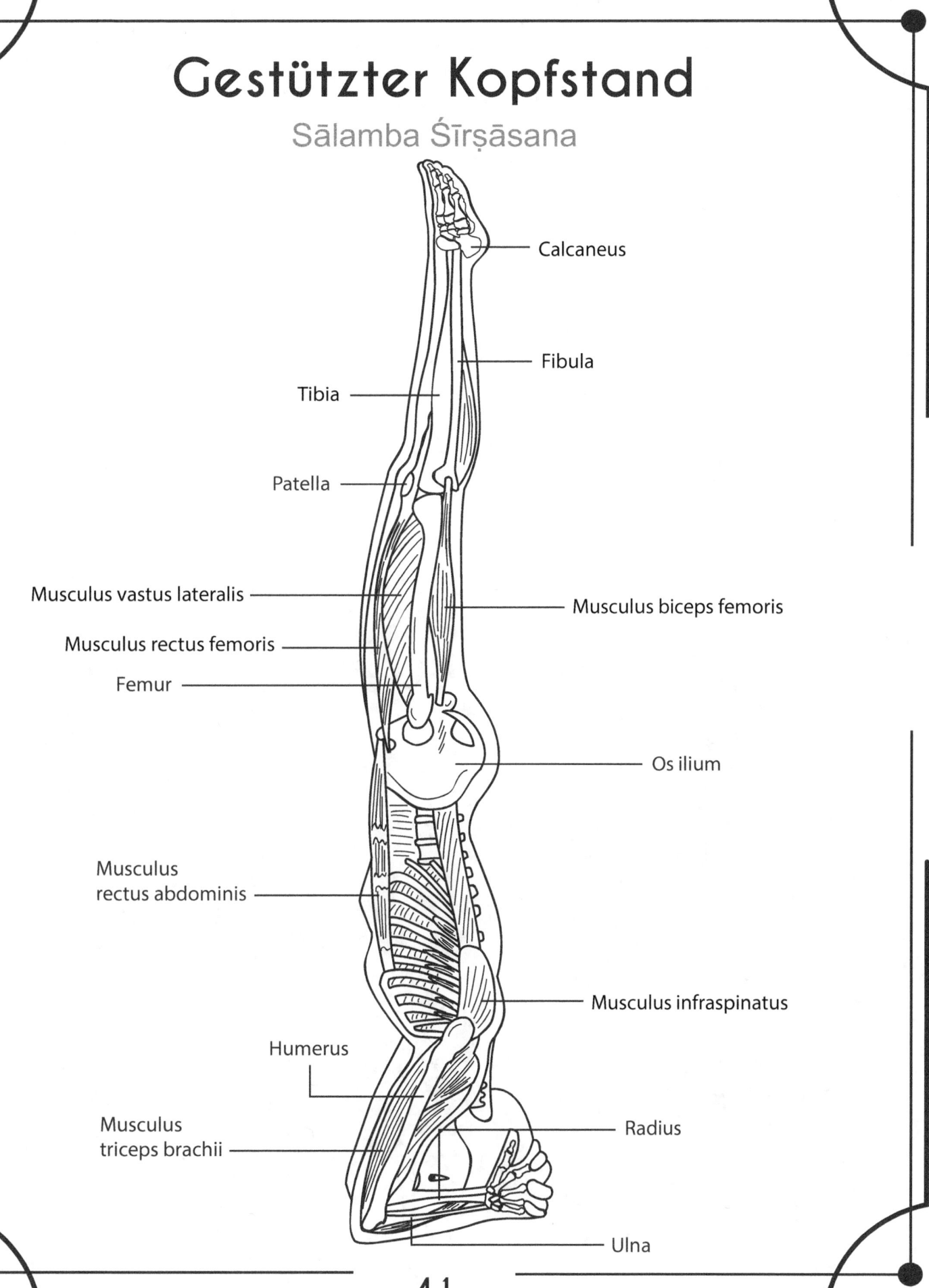

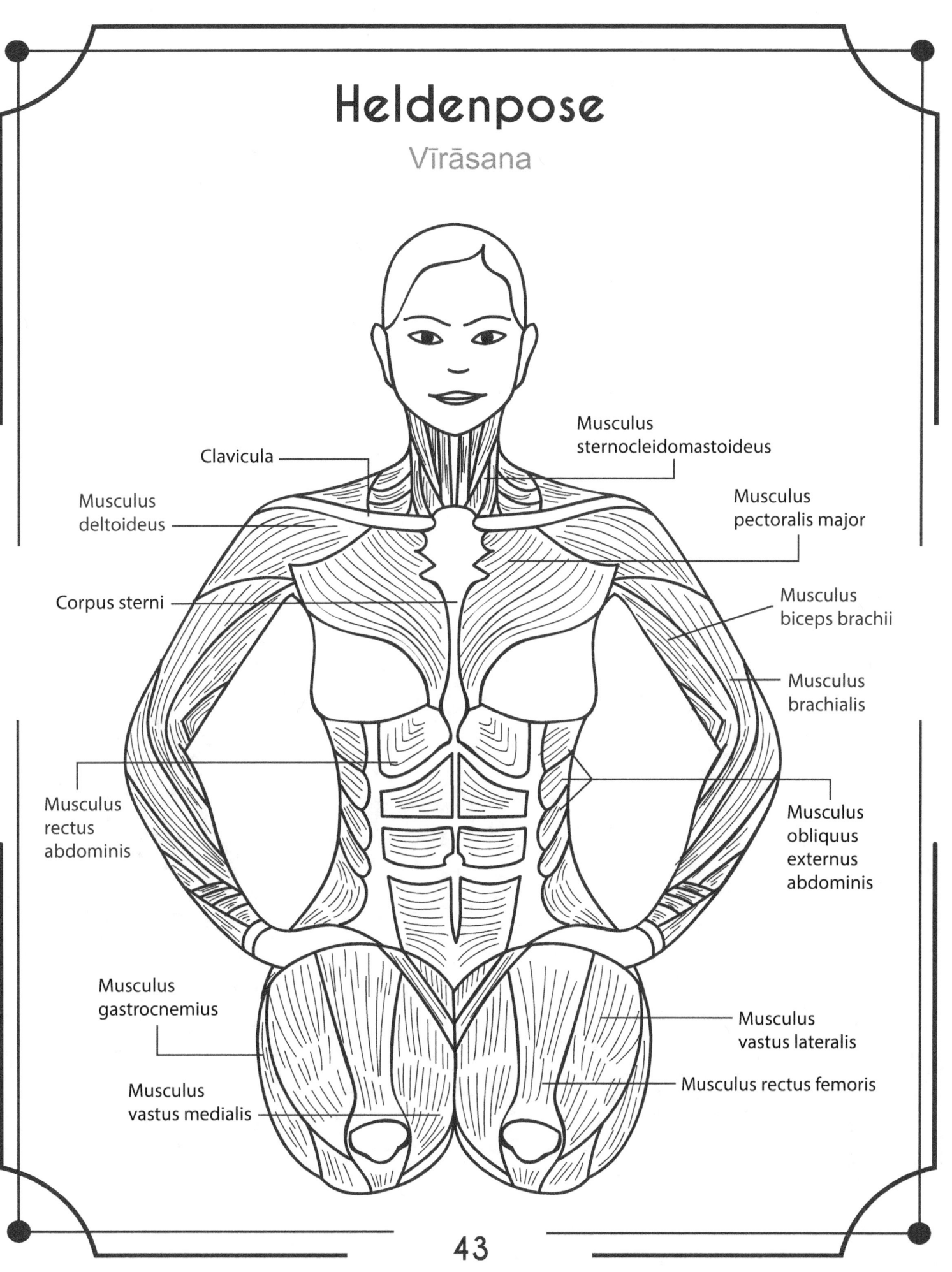

Tänzer
Naṭarājāsana

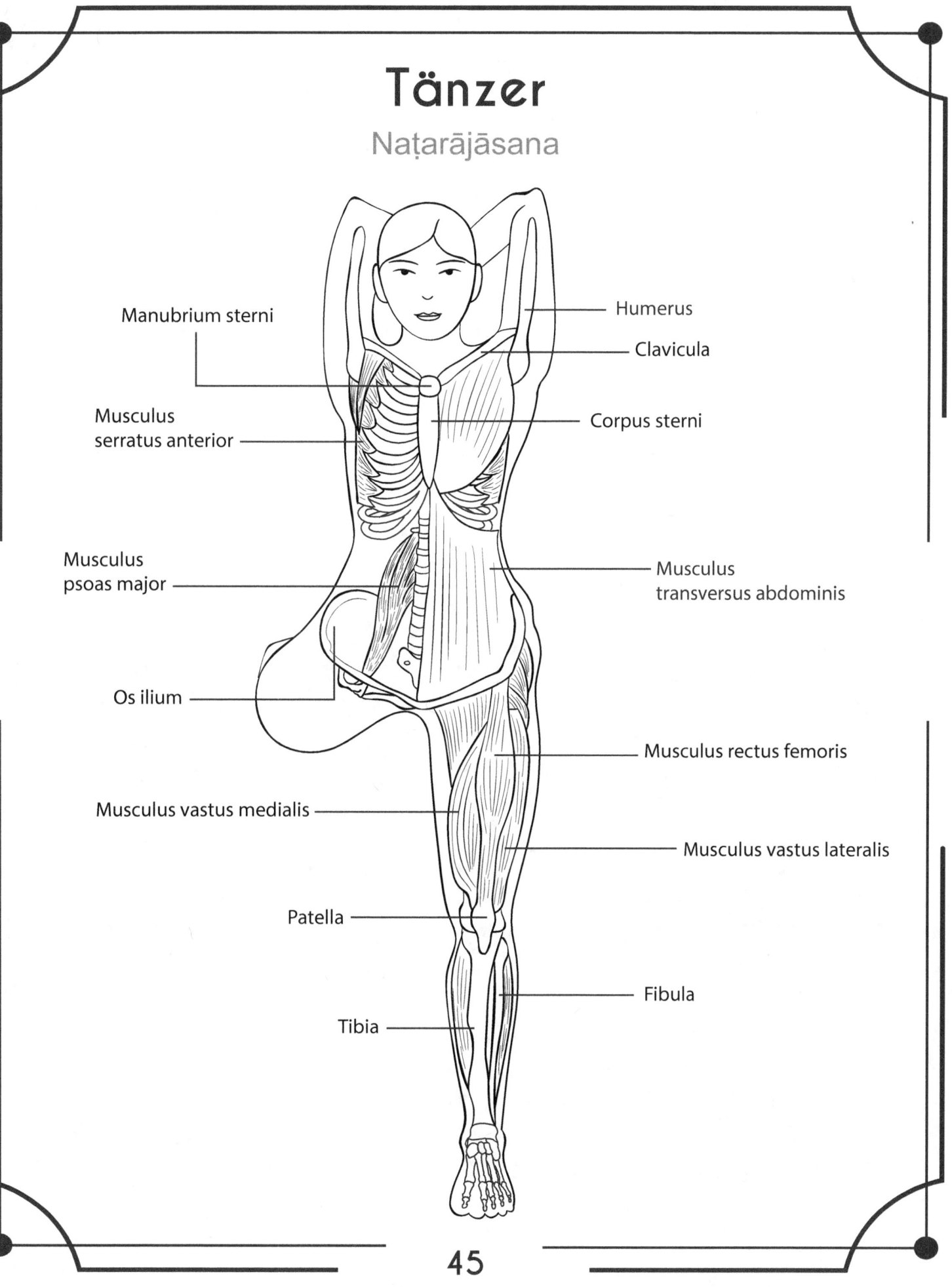

Umkehrstellung

Viparīta Karaṇī

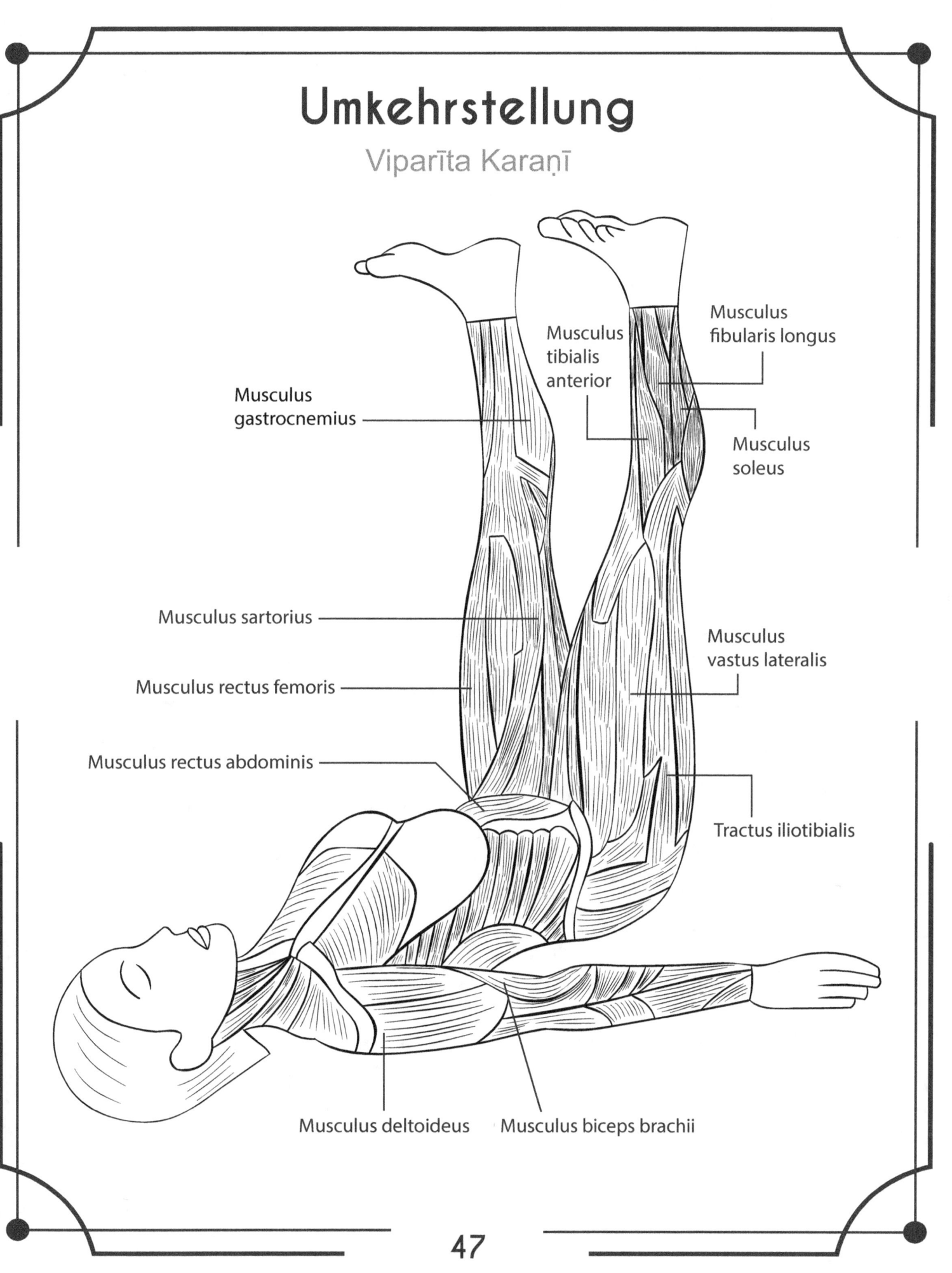

Bergstellung
Tāḍāsana

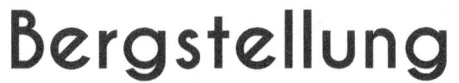

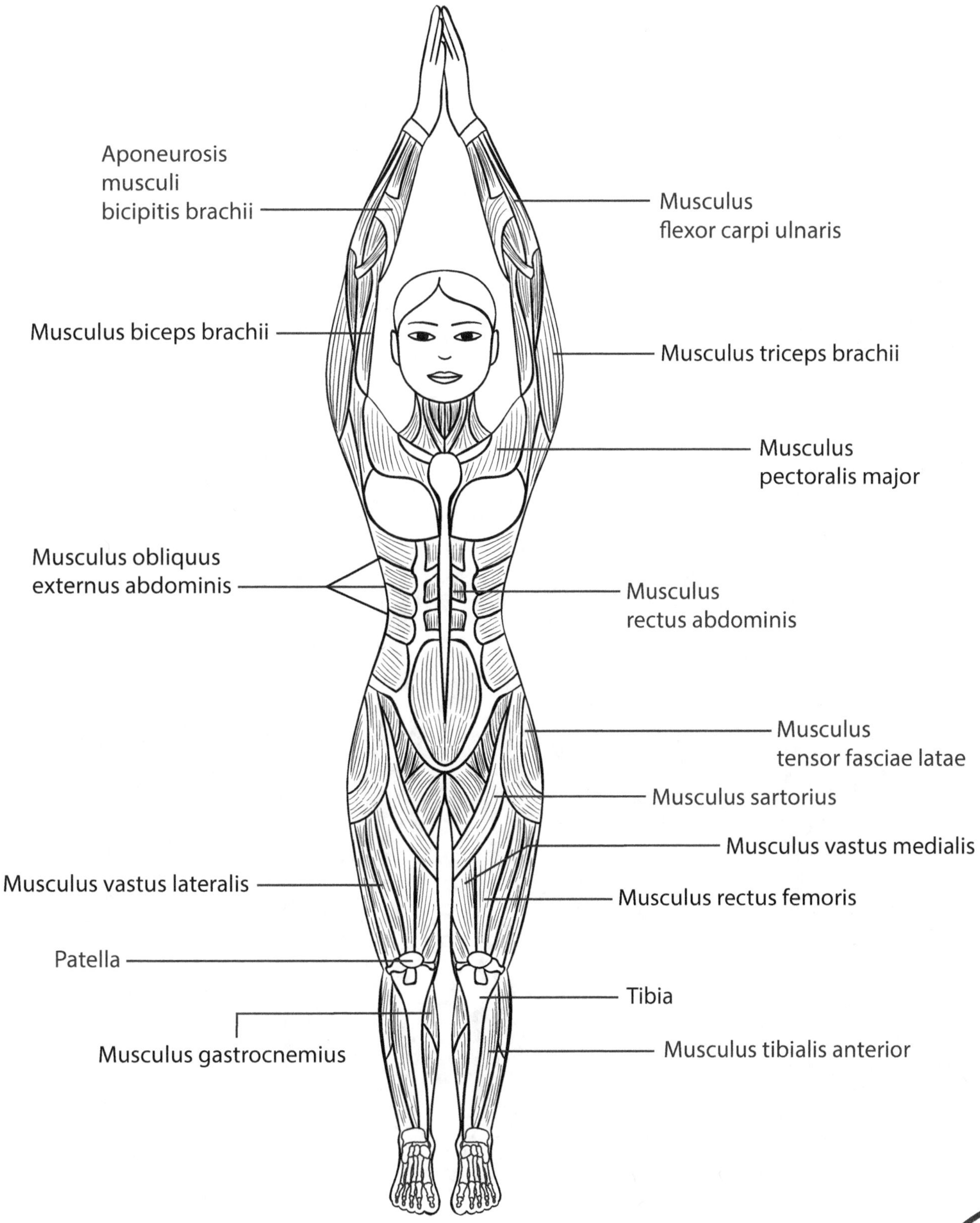

- Aponeurosis musculi bicipitis brachii
- Musculus flexor carpi ulnaris
- Musculus biceps brachii
- Musculus triceps brachii
- Musculus pectoralis major
- Musculus obliquus externus abdominis
- Musculus rectus abdominis
- Musculus tensor fasciae latae
- Musculus sartorius
- Musculus vastus medialis
- Musculus vastus lateralis
- Musculus rectus femoris
- Patella
- Tibia
- Musculus gastrocnemius
- Musculus tibialis anterior

Pfau

Mayūrāsana

- Fibula
- Tibia
- Tractus iliotibialis
- Musculus gluteus maximus
- Musculus erector spinae
- Scapula
- Patella
- Musculus vastus lateralis
- Radius
- Humerus
- Ulna

Bretthaltung
Chaturanga Dandasana

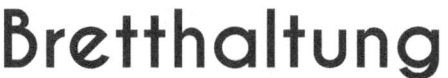

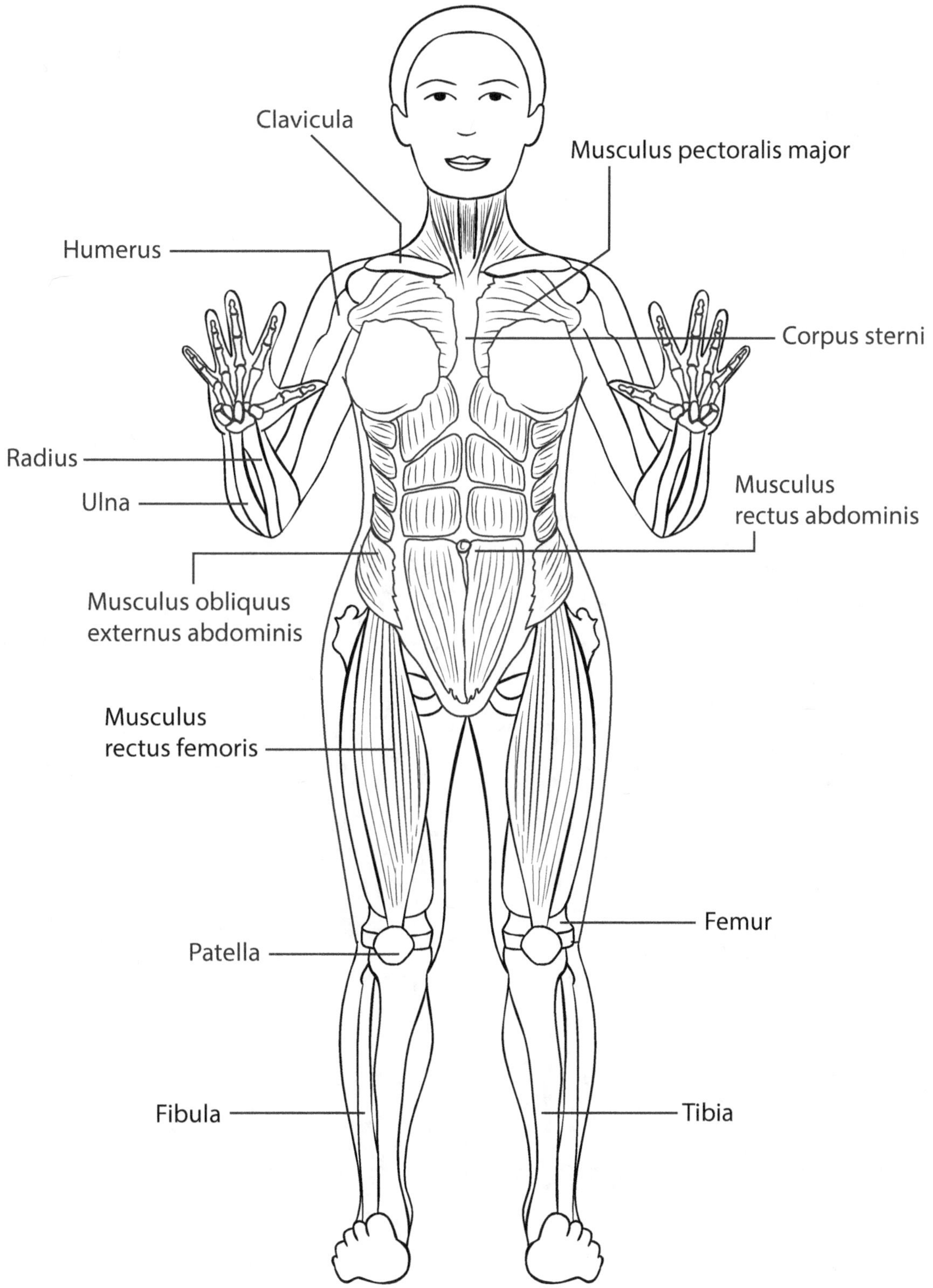

- Clavicula
- Musculus pectoralis major
- Humerus
- Corpus sterni
- Radius
- Musculus rectus abdominis
- Ulna
- Musculus obliquus externus abdominis
- Musculus rectus femoris
- Femur
- Patella
- Fibula
- Tibia

Pflug

Halasana

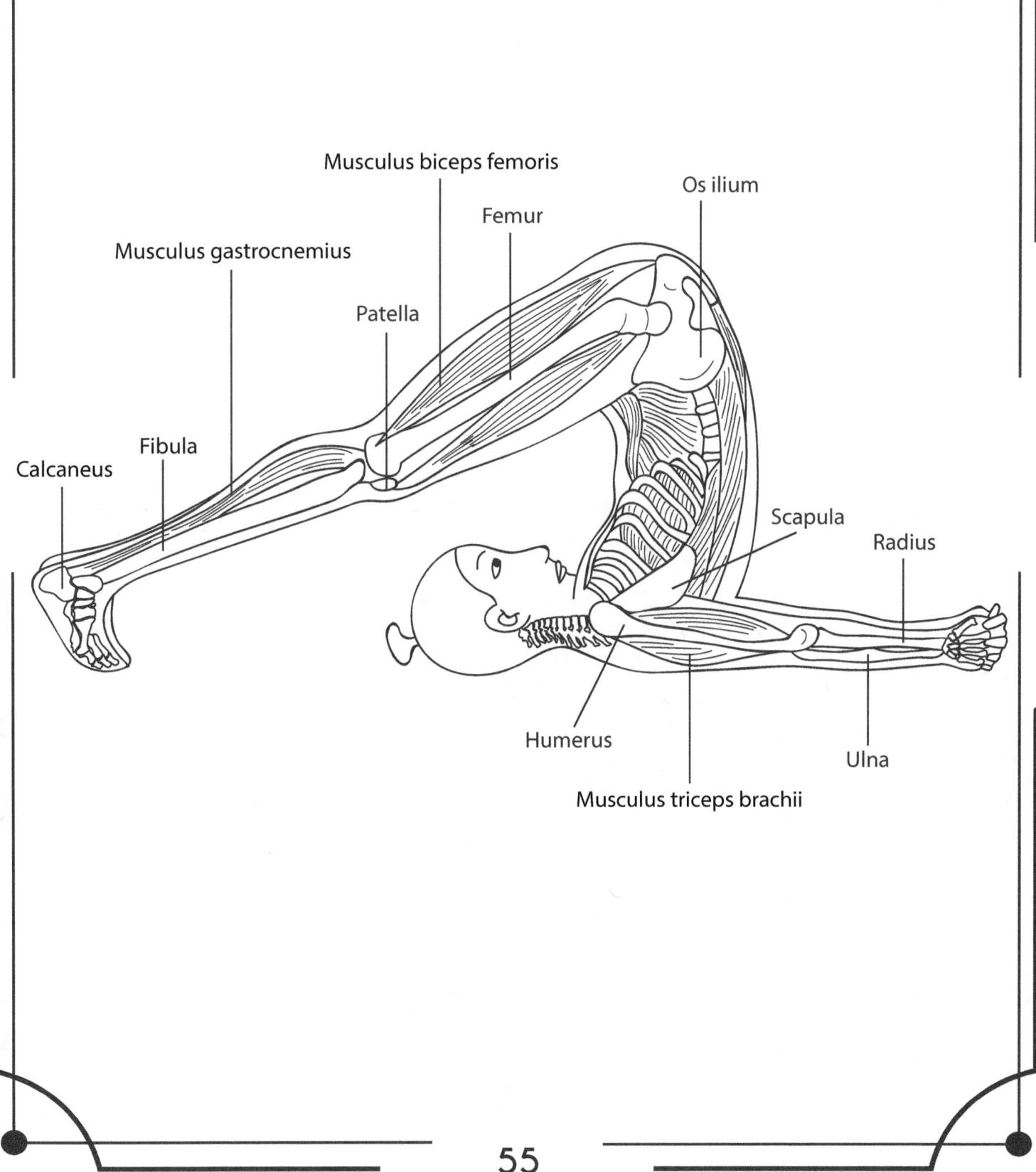

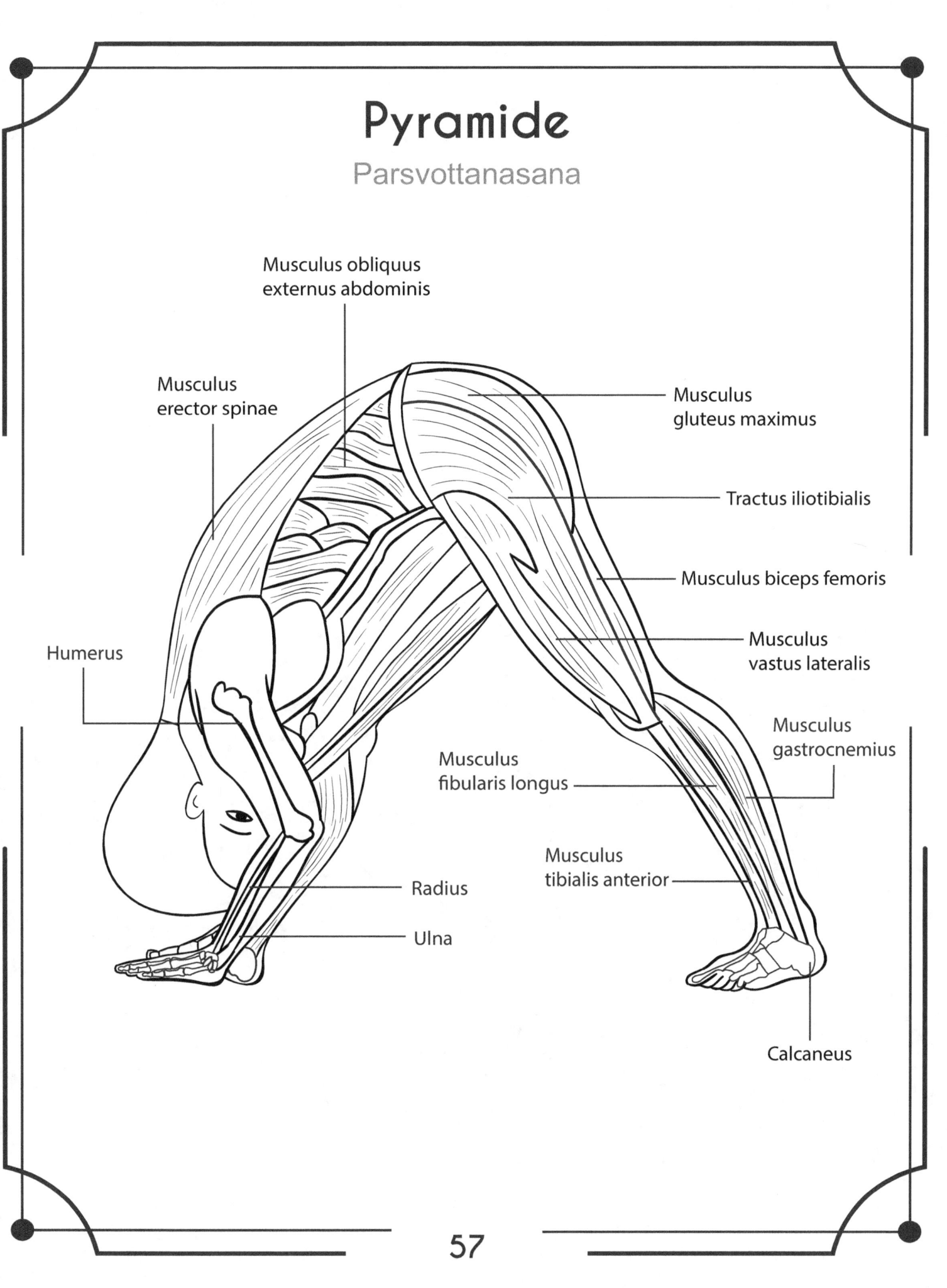

Liegender Held
Supta Virasana

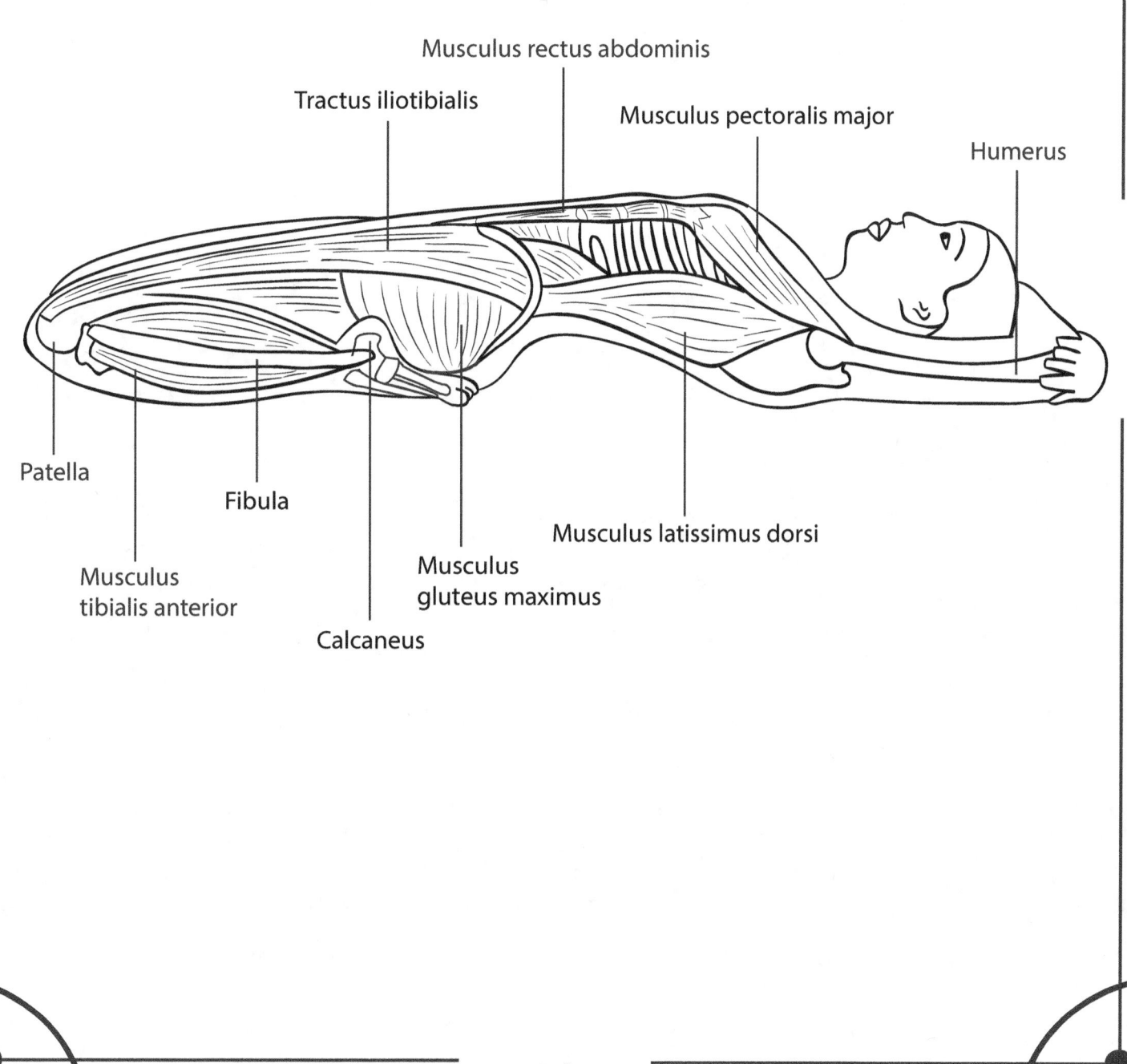

Umgekehrte Gebetshaltung
Pashchima Namaskarasana

- Os sacrum
- Os ilium
- Musculus brachioradialis
- Musculus latissimus dorsi
- Humerus
- Musculus rhomboideus major
- Musculus deltoideus
- Musculus levator scapulae
- Spina scapulae
- Scapula
- Fibula
- Tibia

Tisch
Ardha Pūrvottānāsana

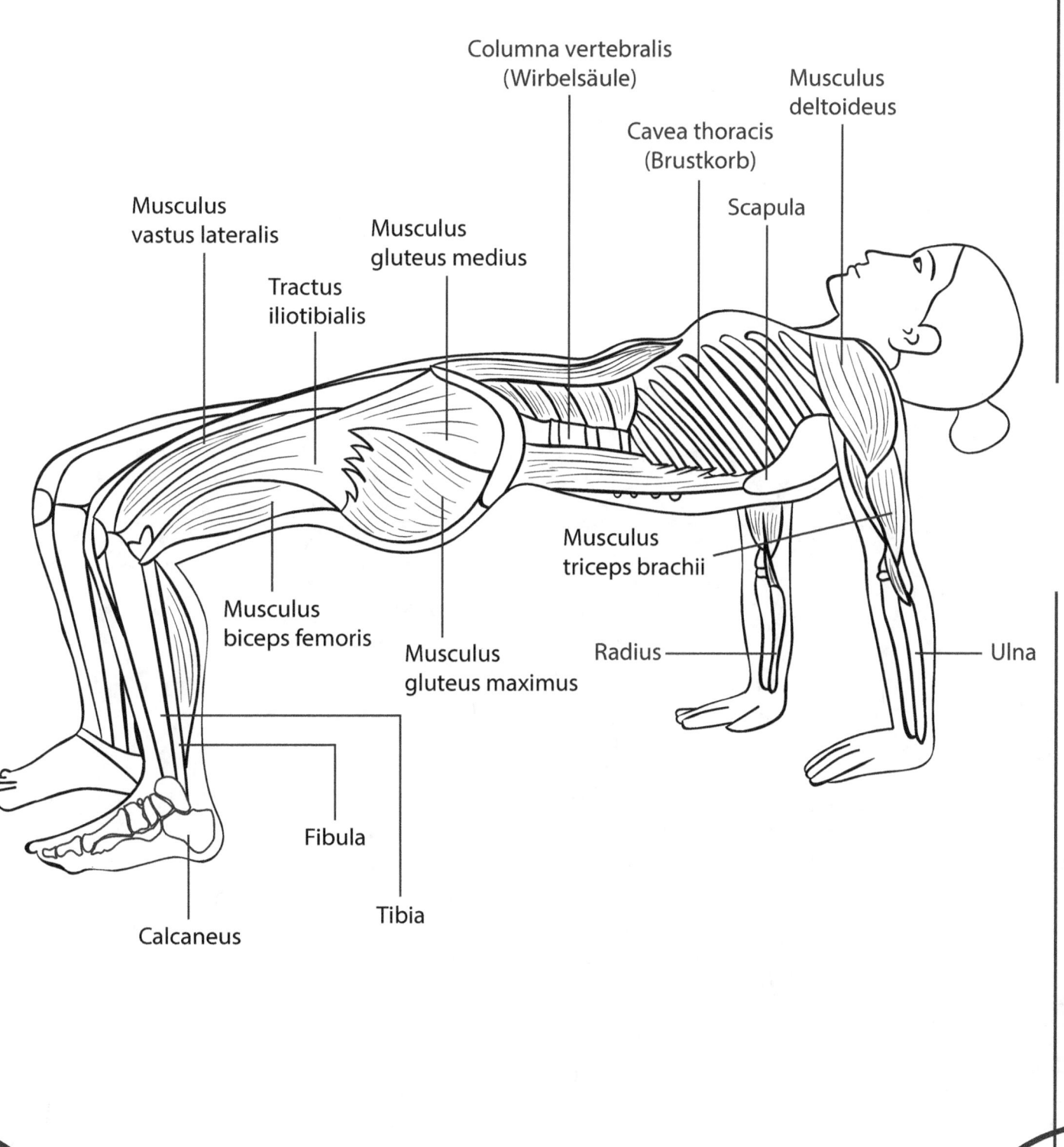

Gedrehter seitlicher Winkel

Parivṛtta Párśvakónásana

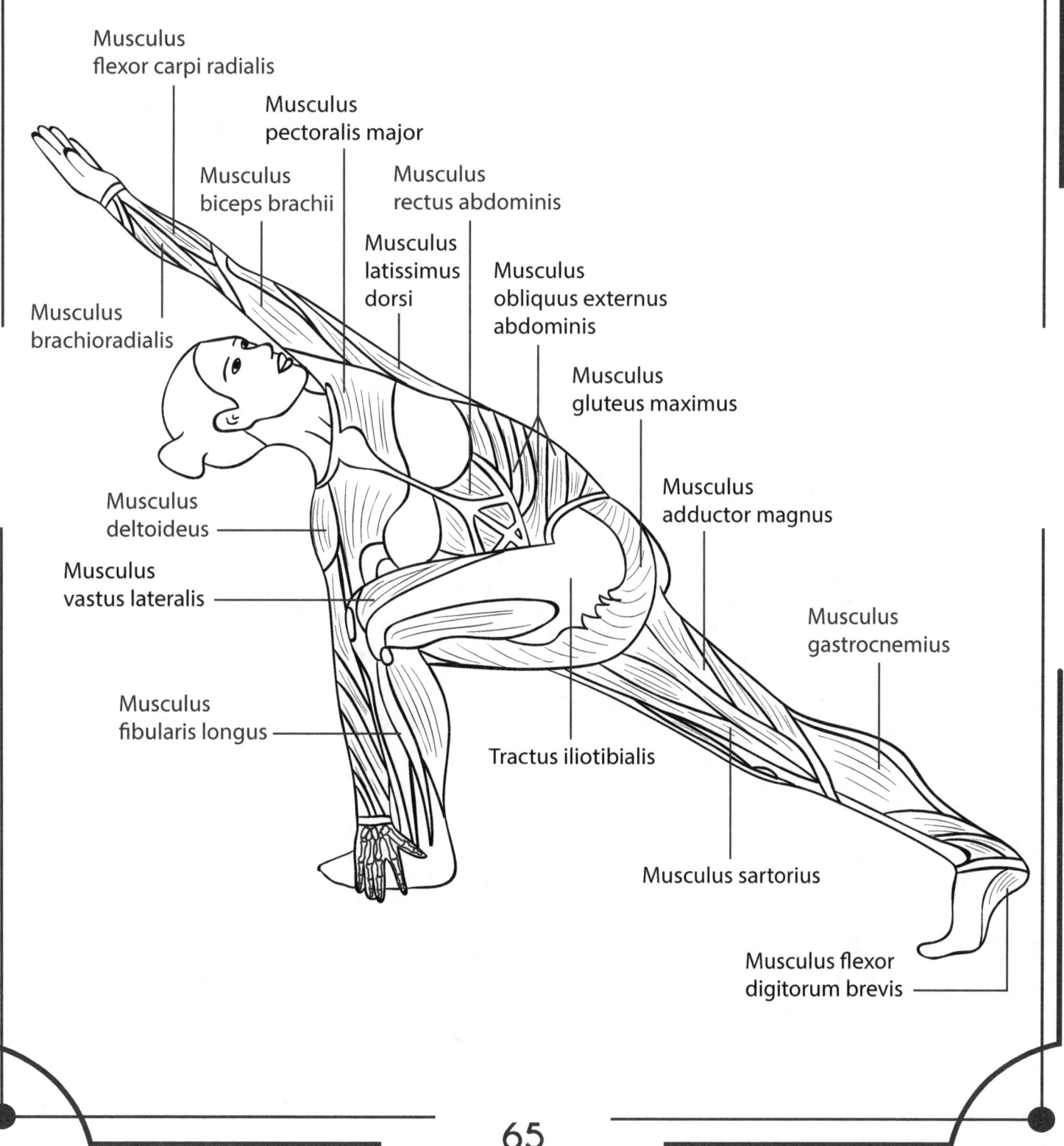

Gedrehtes Dreieck
Parivṛtta Trikoṇāsana

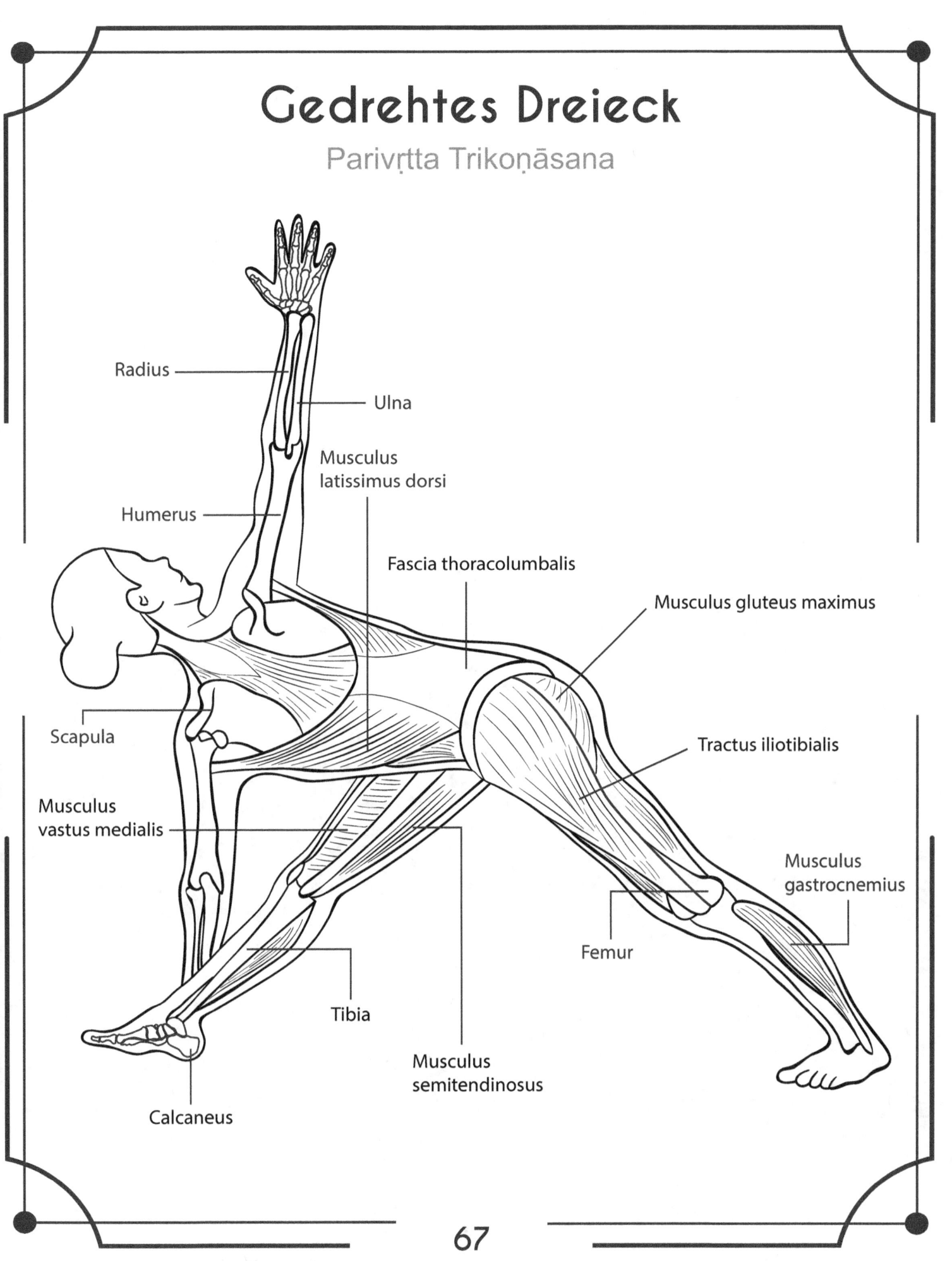

Sitzende Vorwärtsbeuge
Paścimottānāsana

- Calcaneus
- Tendo calcaneus (Achillessehne)
- Musculus gastrocnemius, Caput laterale
- Musculus gastrocnemius, Caput mediale
- Musculus semitendinosus
- Musculus biceps femoris
- Femur
- Os sacrum
- Os ilium

Schulterstand
Sālamba Sarvāṅgāsana

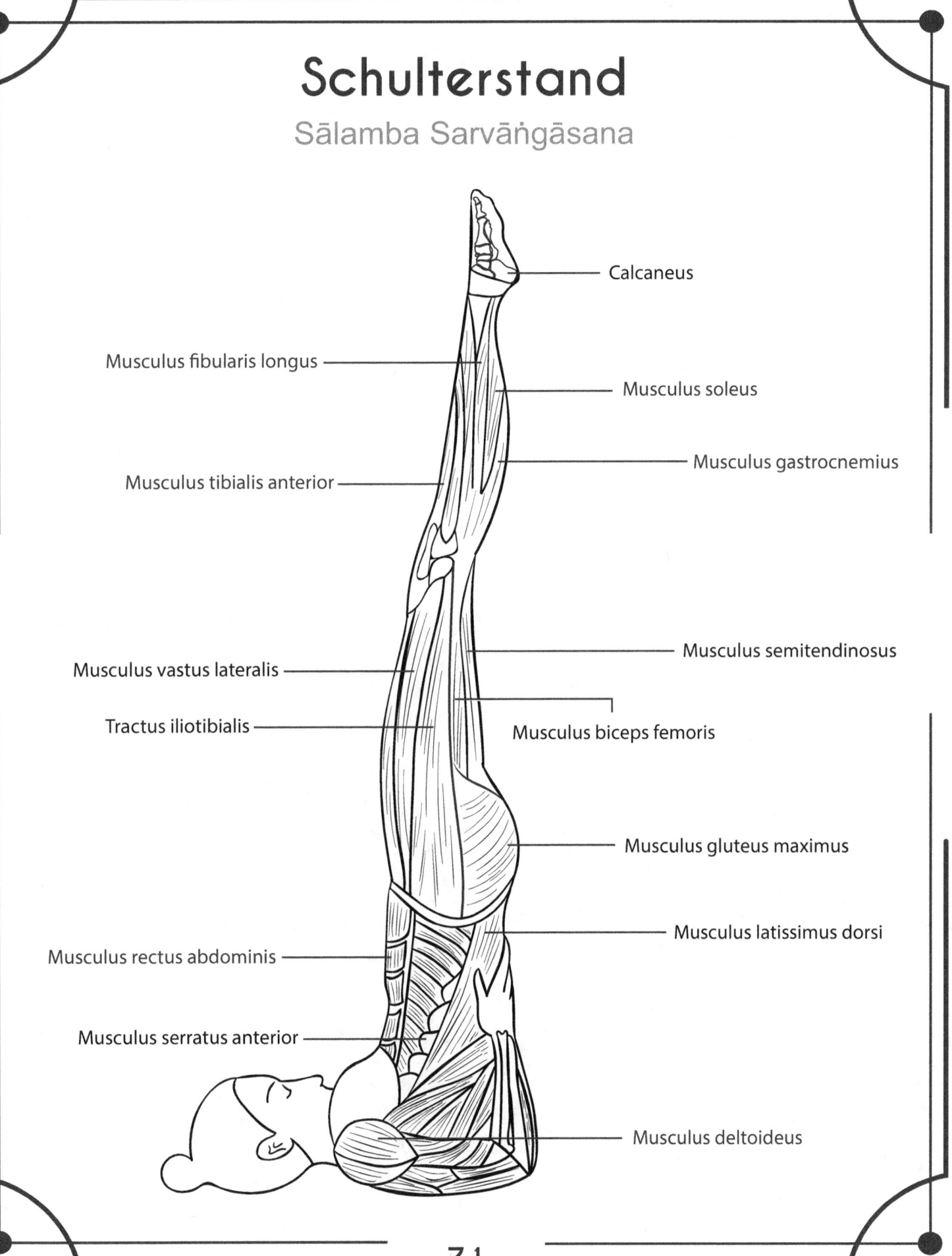

Seitliche Krähe

Pārśva Bakāsana

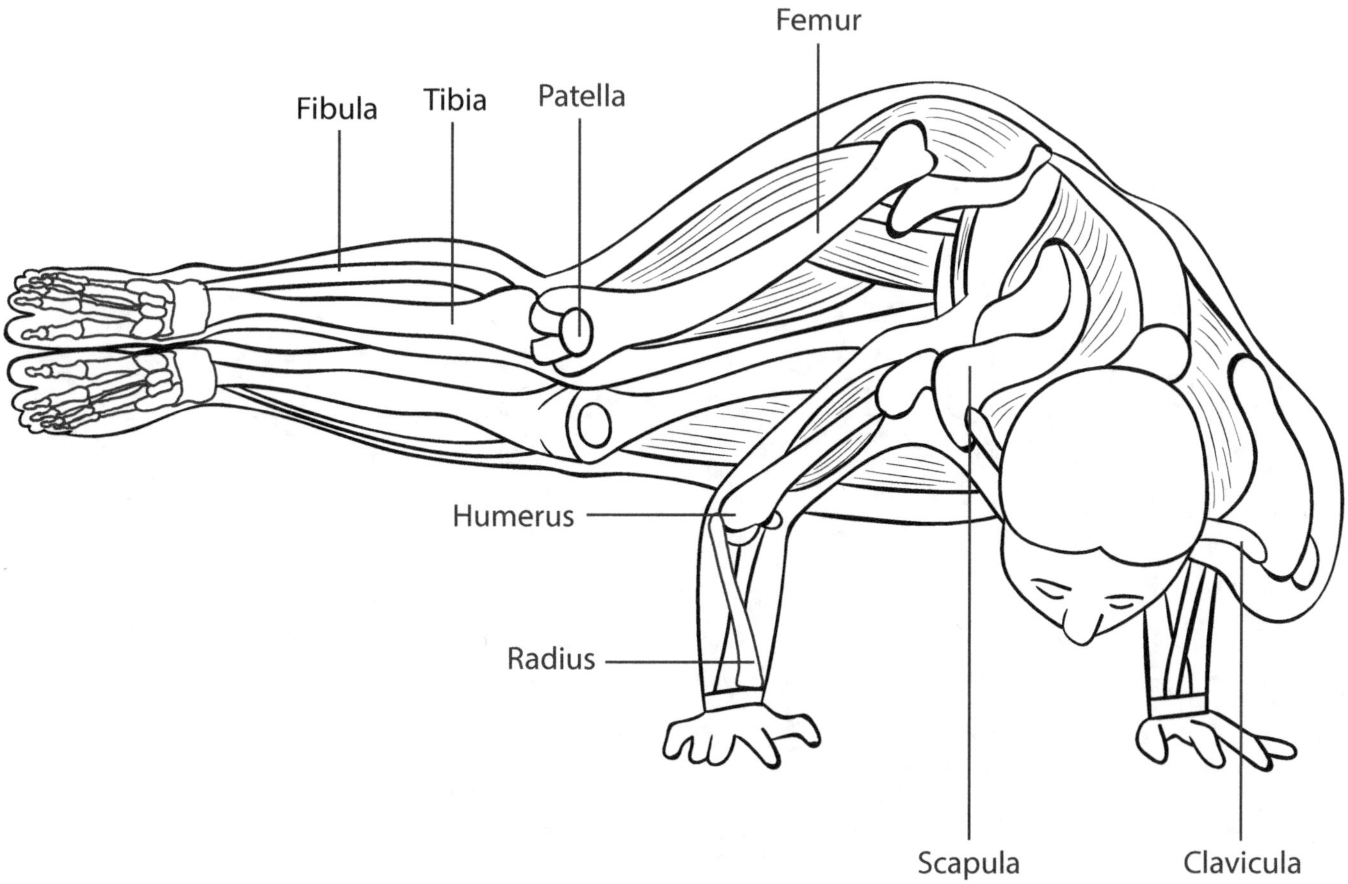

Spagat
Hanumanásana

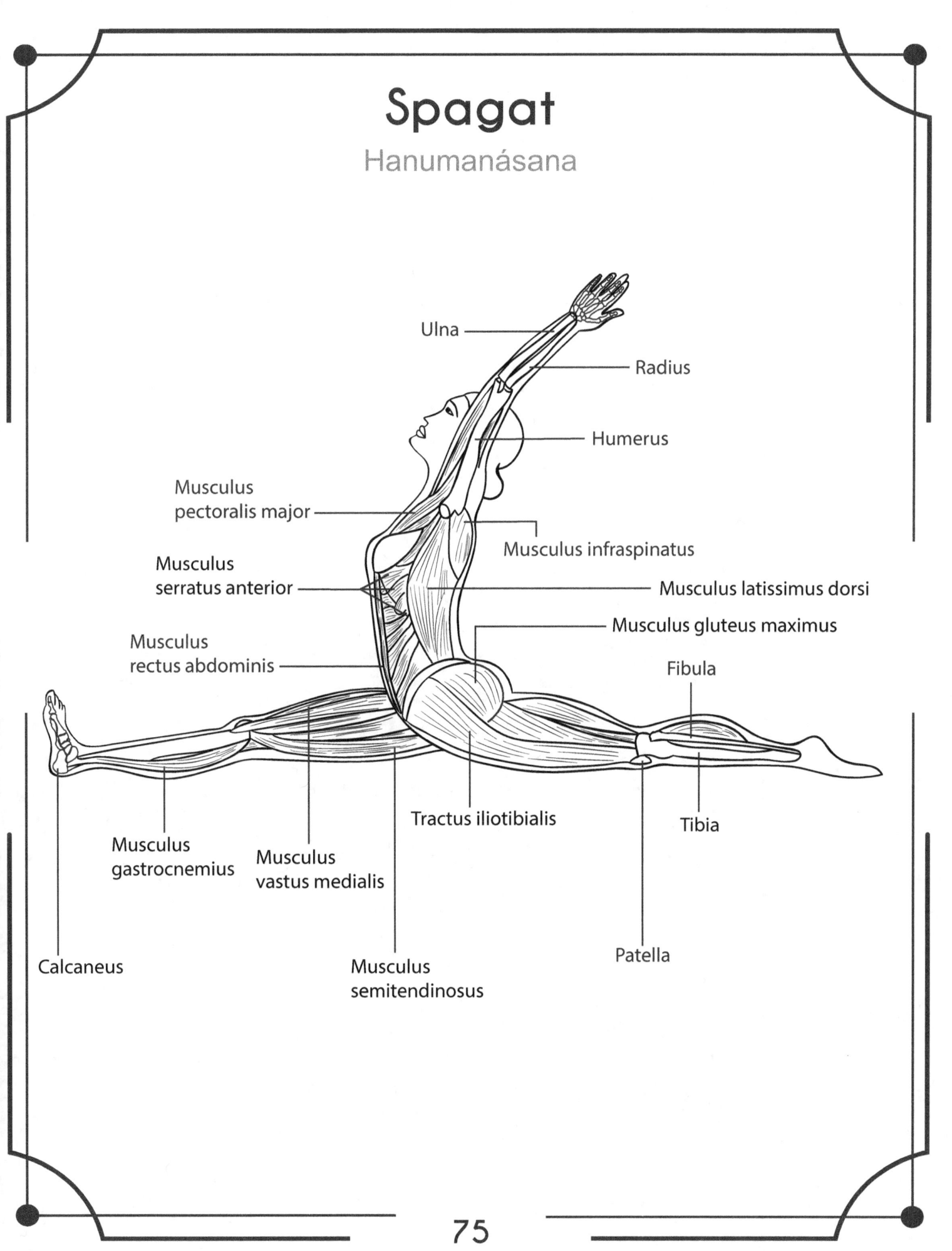

Girlanden-Haltung
Mālāsana

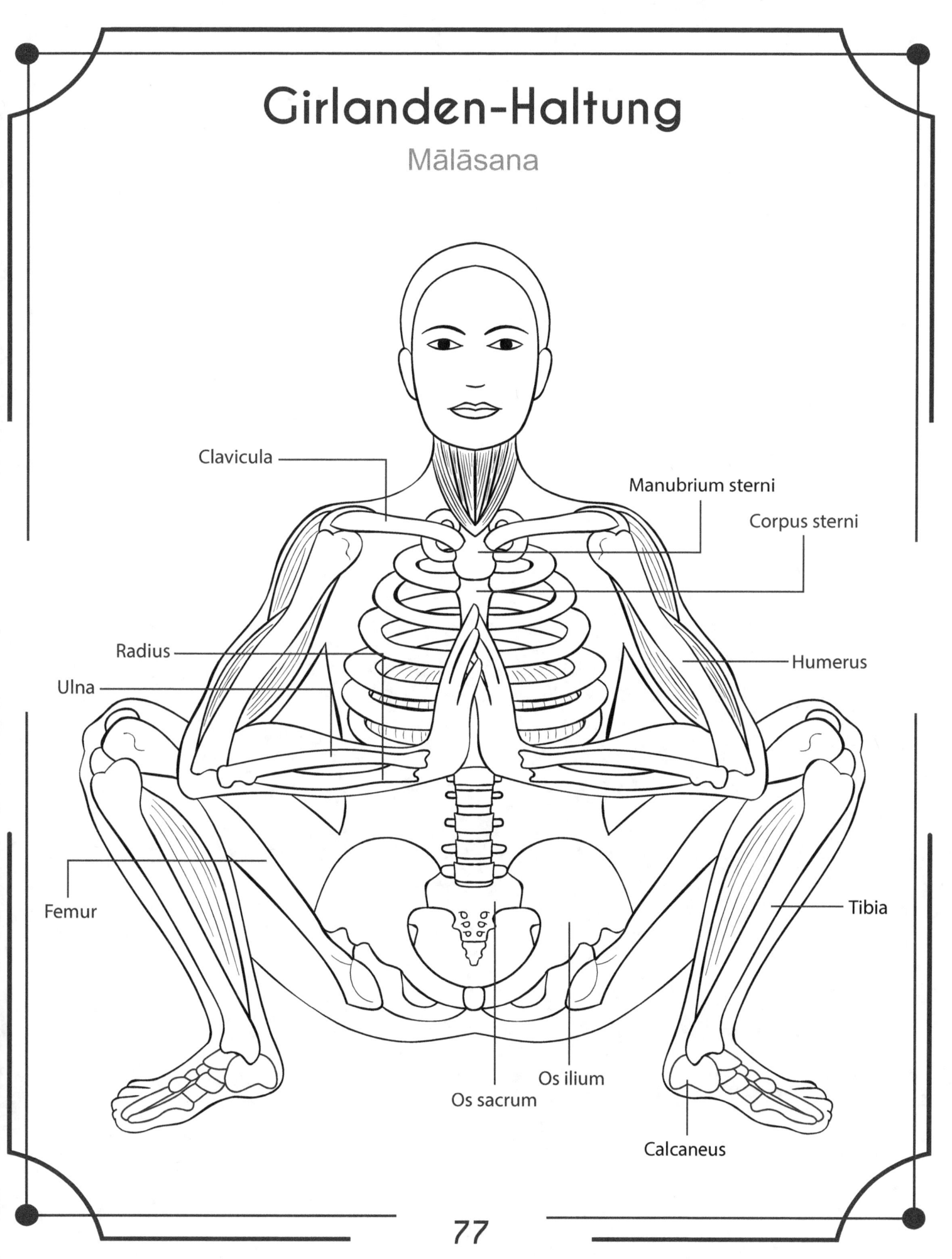

Stockhaltung
Daṇḍāsana

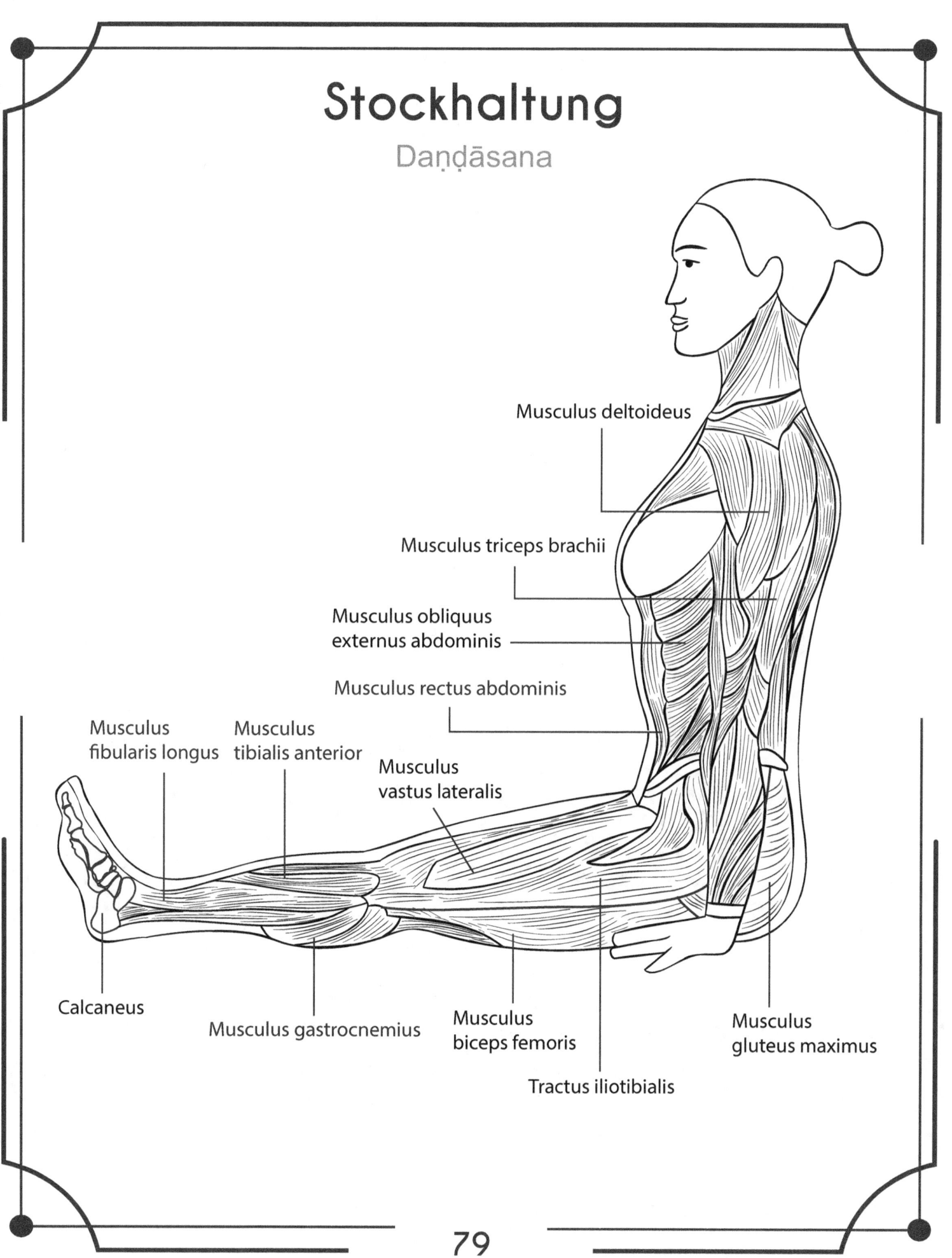

Stehende Vorwärtsbeuge

Uttānasana

- Musculus gluteus maximus
- Tractus iliotibialis
- Musculus biceps femoris
- Musculus vastus lateralis
- Musculus tibialis anterior
- Musculus gastrocnemius
- Ulna
- Musculus obliquus externus abdominis
- Musculus erector spinae
- Musculus serratus anterior
- Humerus
- Radius

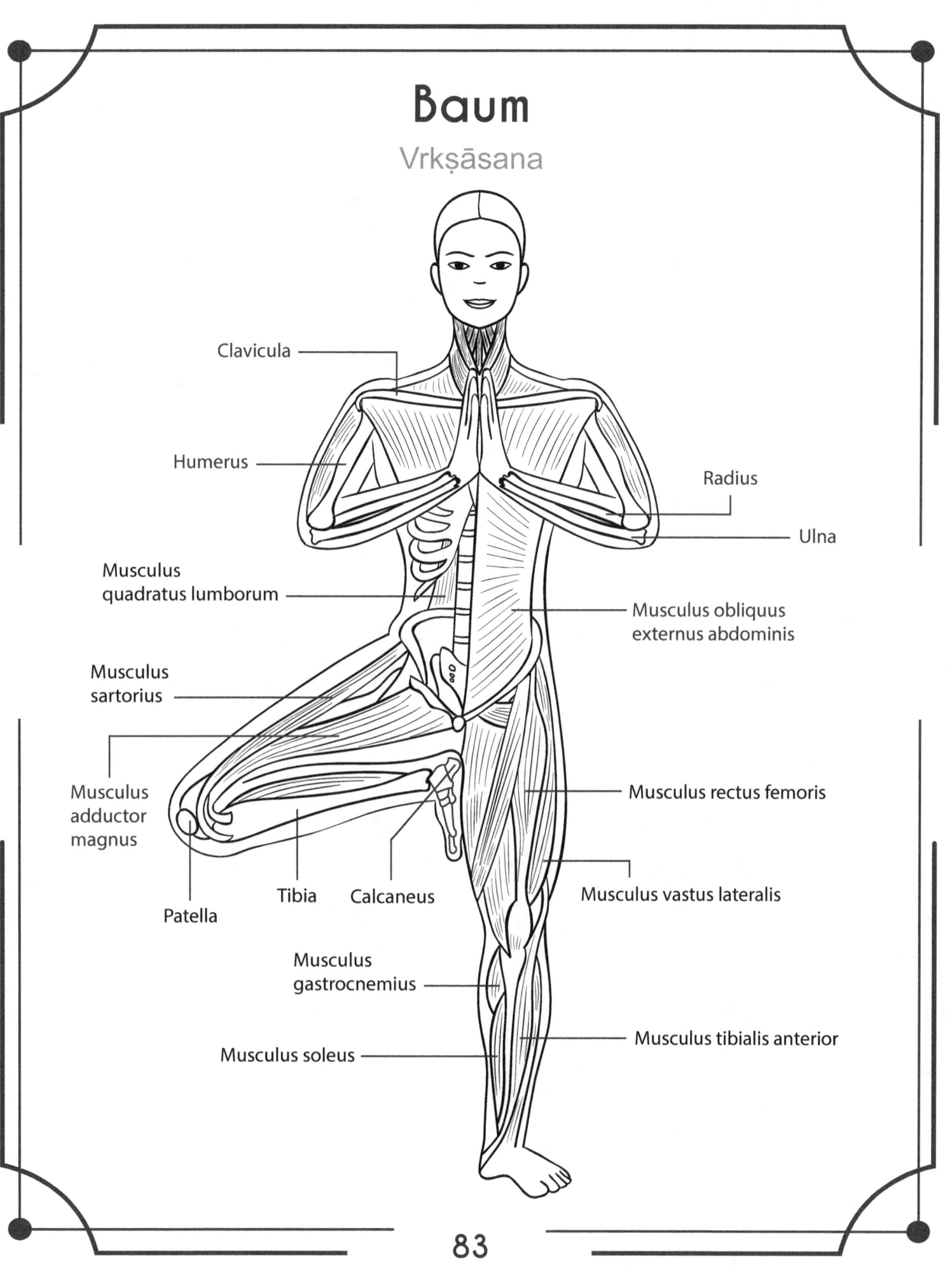

Gedrehter seitlicher Winkel, geschlossene Variante

Baddha Parivṛtta Parśvakoṇāsana

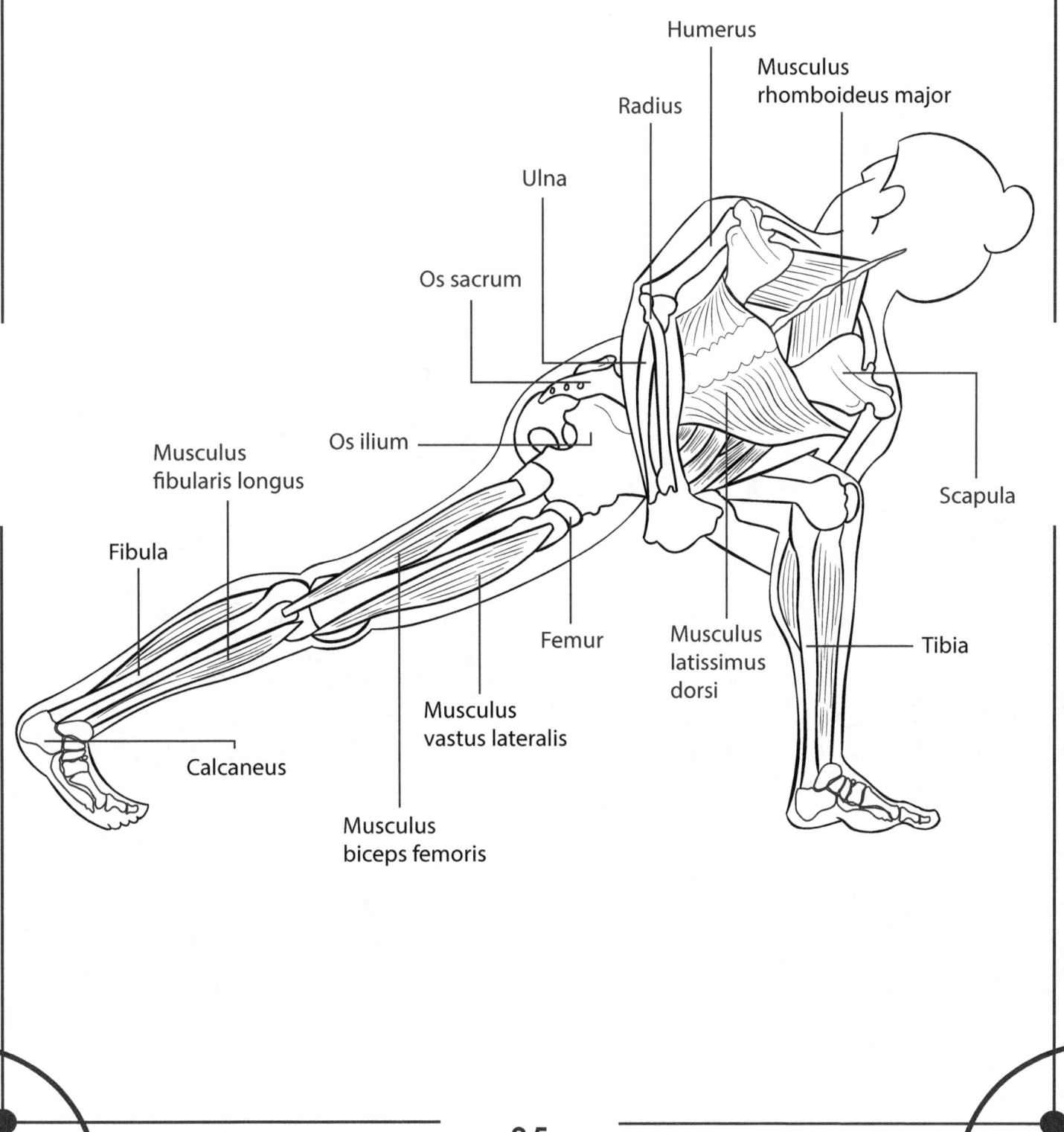

Nach oben schauender Hund
Urdhva mukha śvānāsana

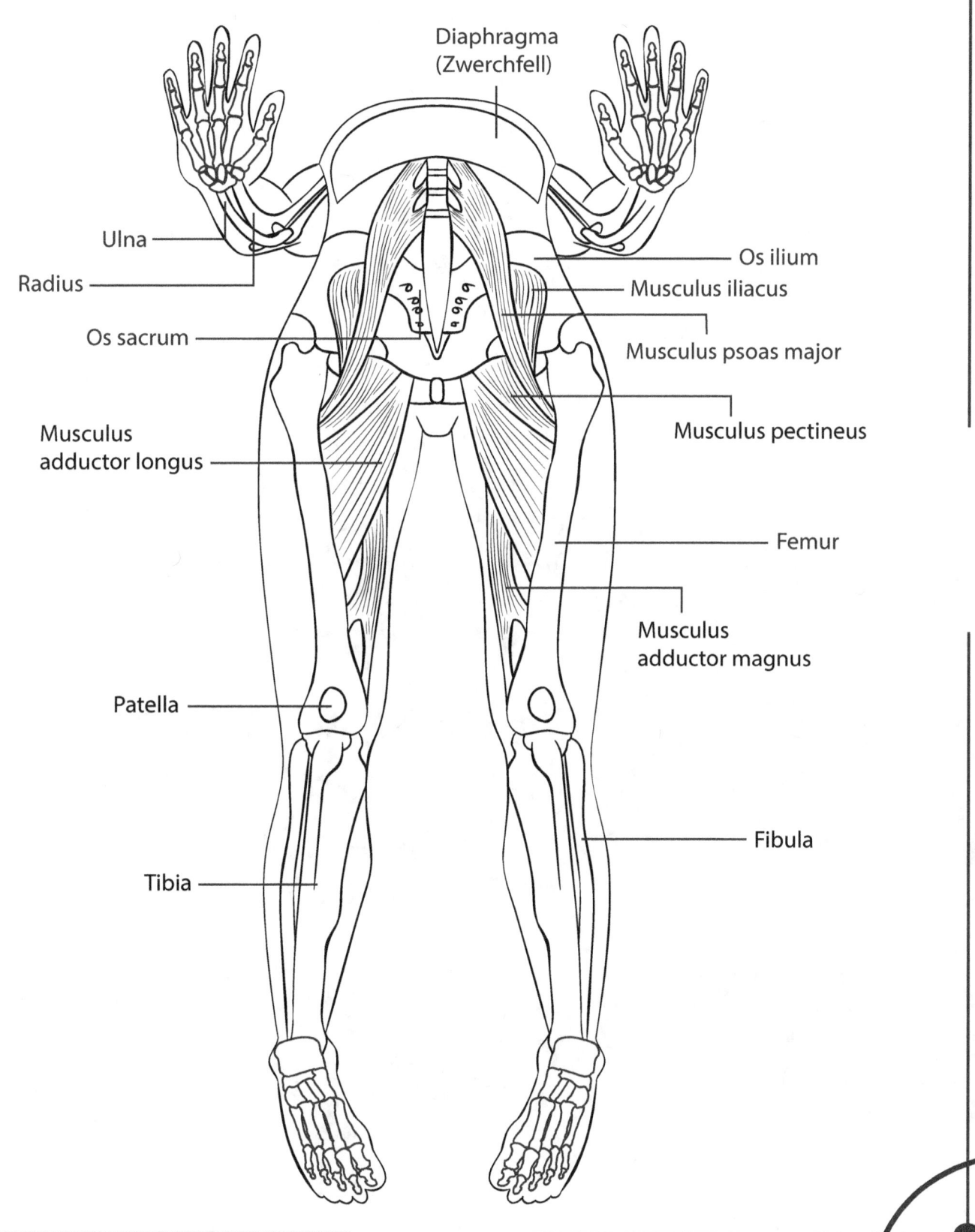

Umgekehrtes Brett
Pūrvottānāsana

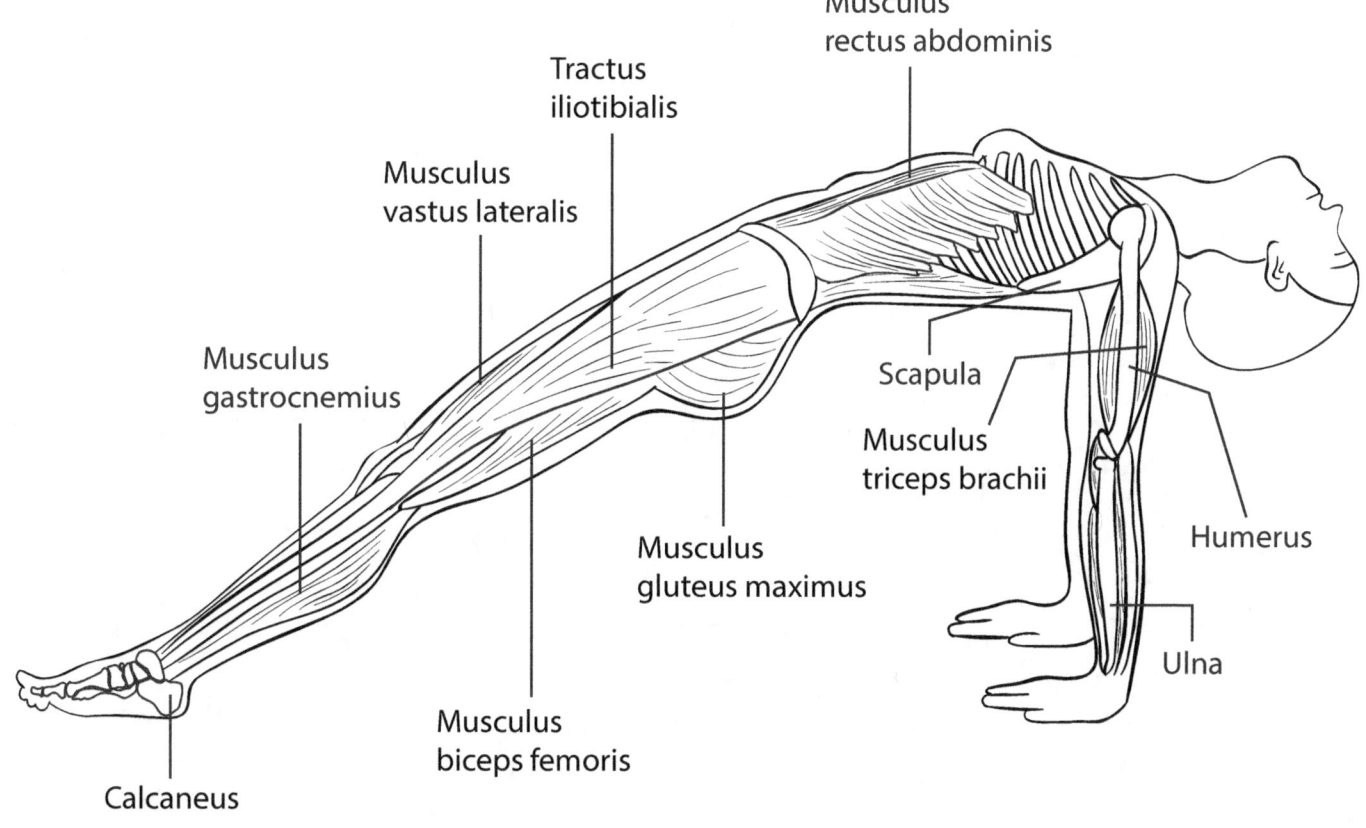

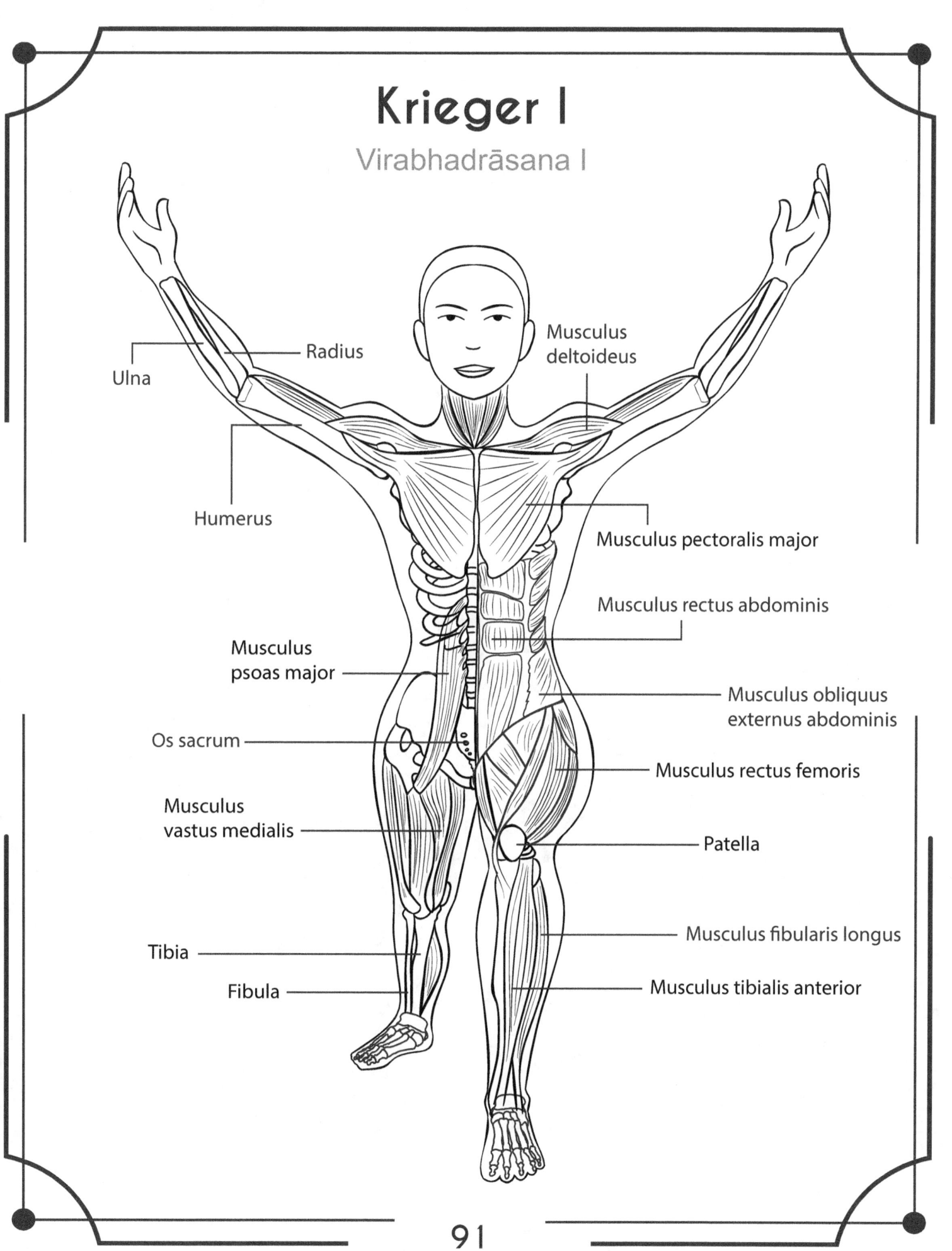

Krieger II
Virabhadrāsana II

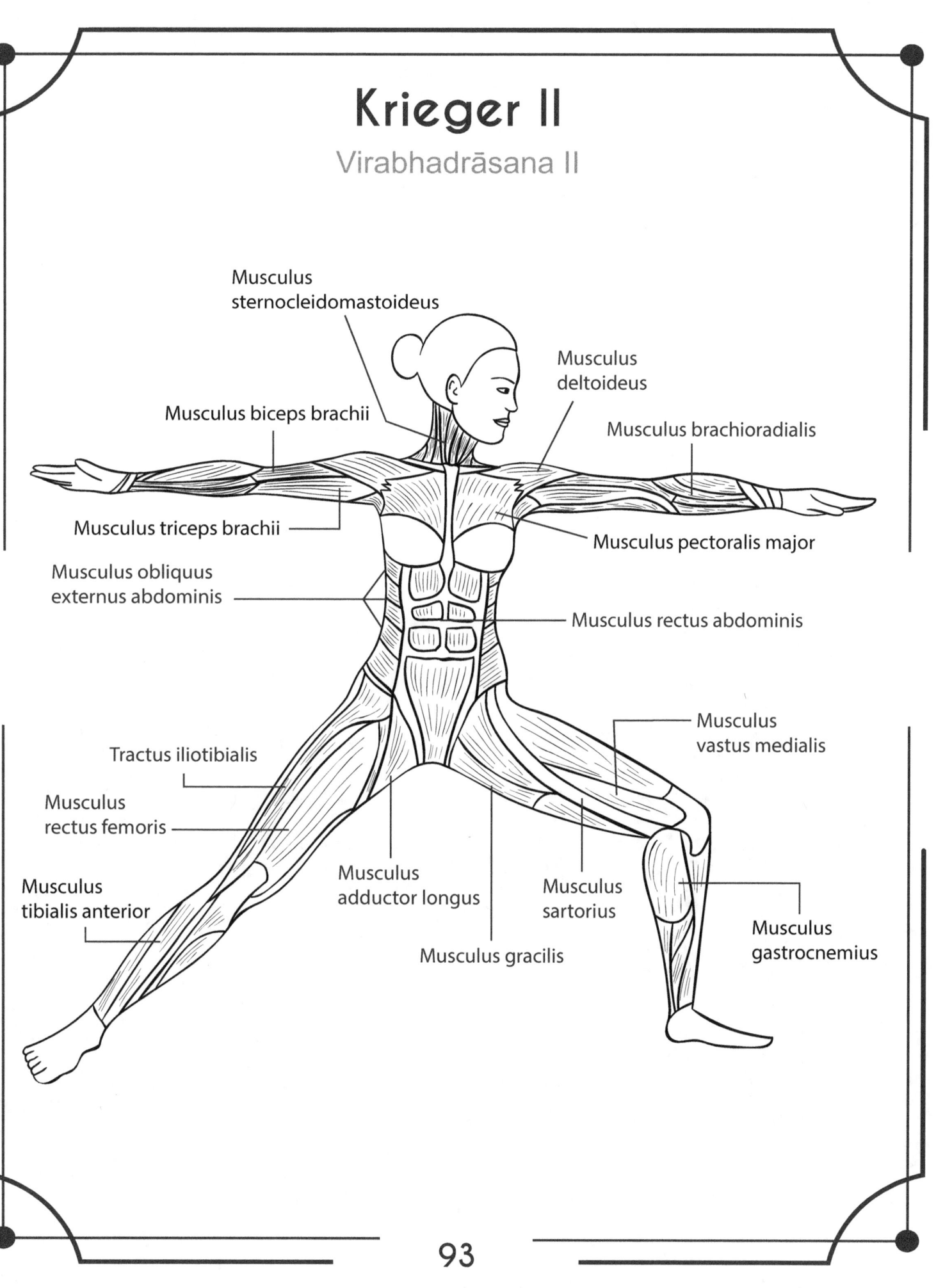

Krieger III
Virabhadrāsana III

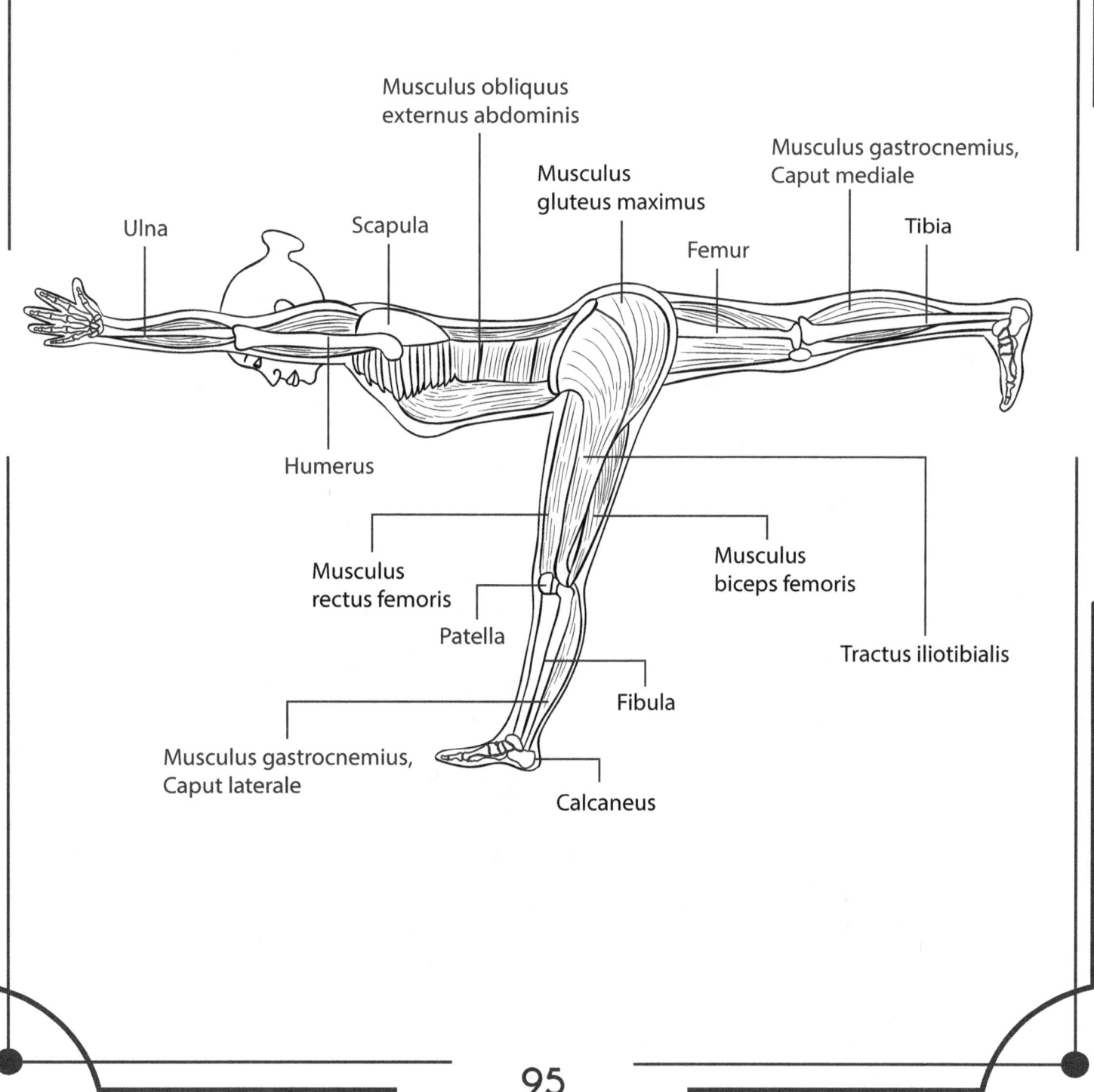

Rad oder Brücke
Chakrāsana

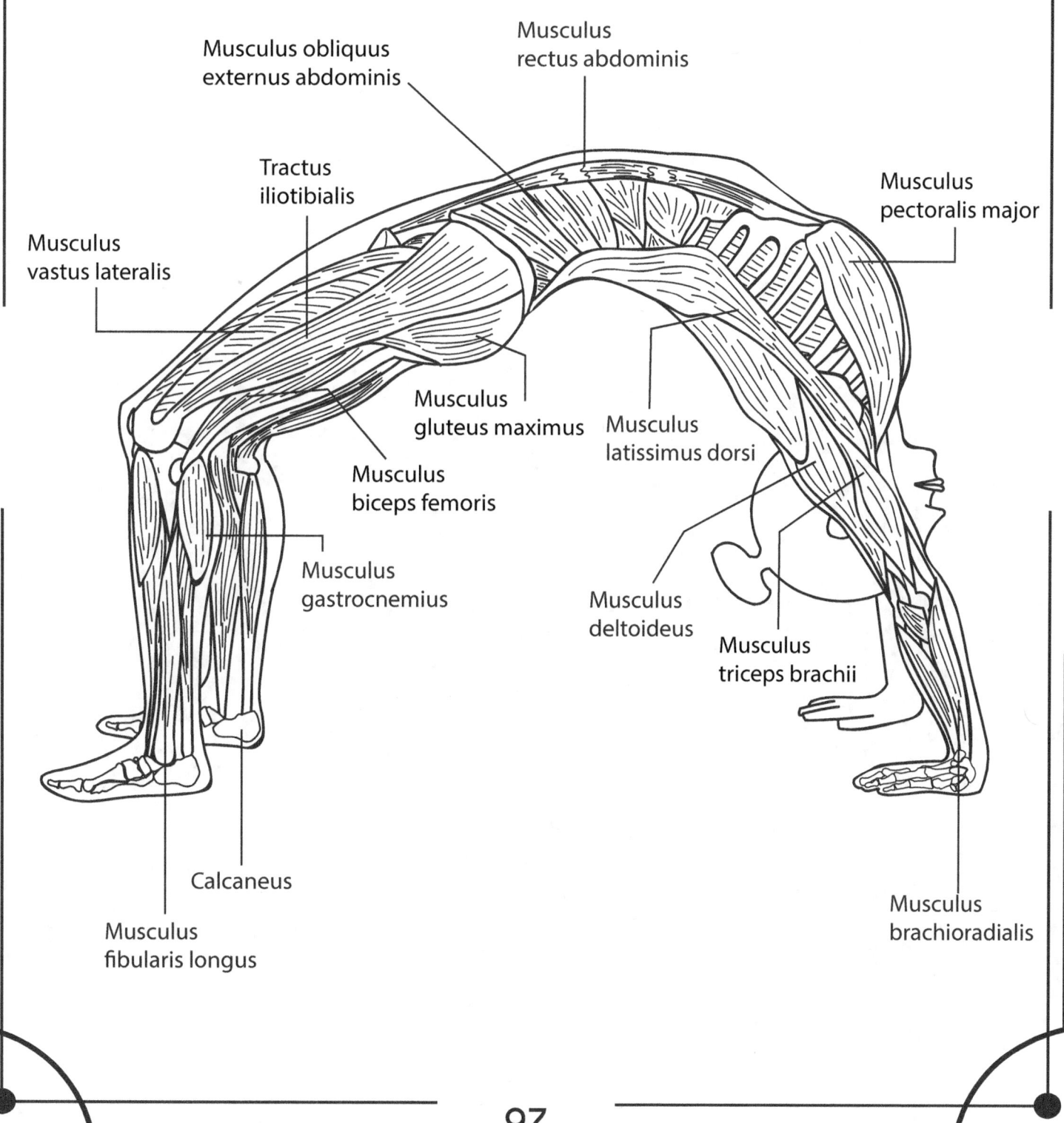

Vorbeuge in weiter Grätsche
Prasārita Pādottānāsana

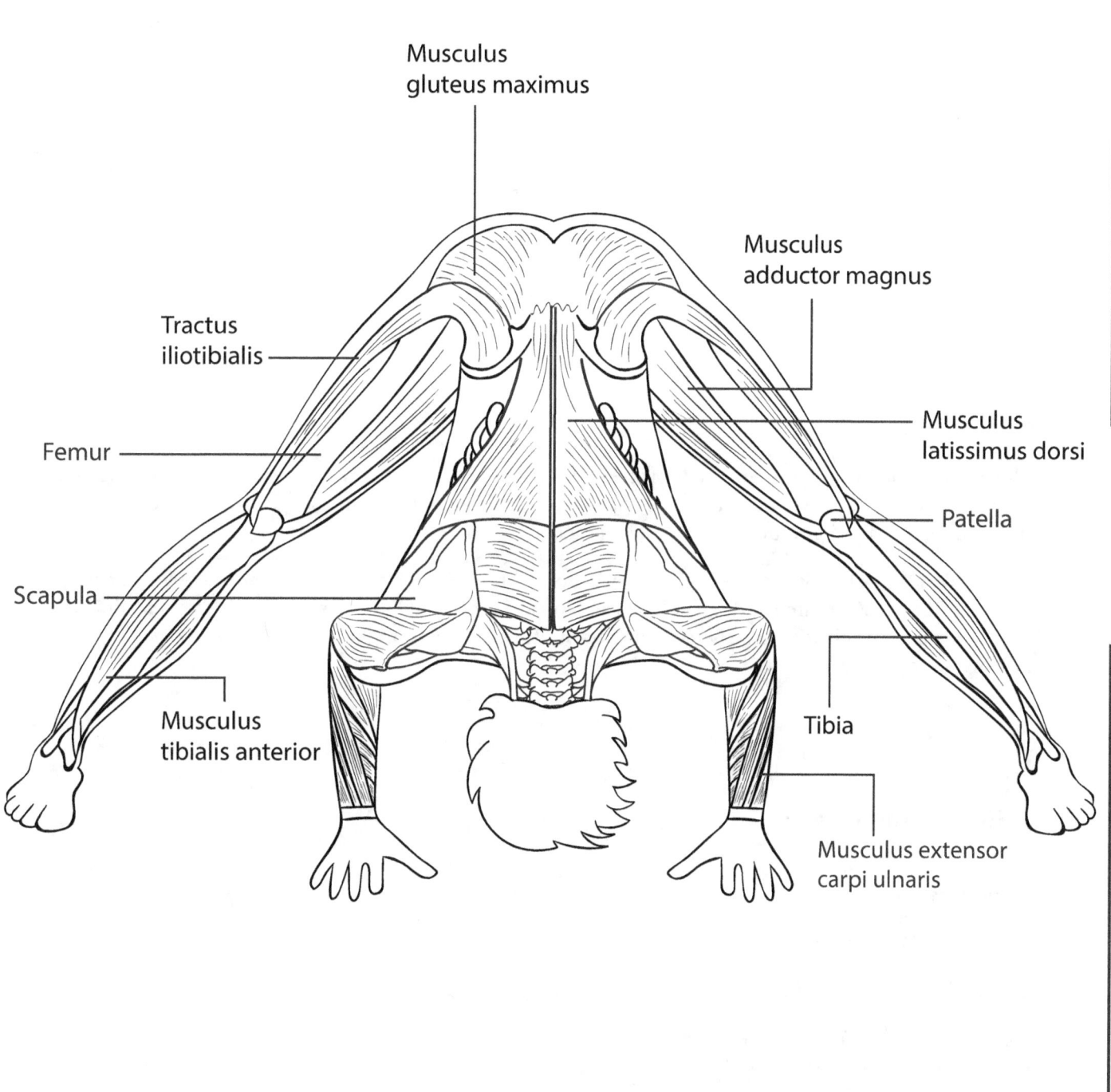

Copyright

This publication, including its parts, is protected by copyright. Any commercial use is prohibited without the written consent of the publisher. This applies in particular to electronic or other duplication, translation, distribution, storage and public disclosure.

Dieses Werk, einschließlich seiner Teile, ist urheberrechtlich geschützt. Jede kommerzielle Verwertung ist ohne schriftliche Zustimmung des Herausgebers unzulässig. Dies gilt insbesondere für die elektronische oder sonstige Vervielfältigung, Übersetzung, Verbreitung, Speicherung und öffentliche Zugänglichmachung.

Imprint / Impressum

Digital Front GmbH
Mergenthalerallee 73-75
65760 Eschborn
Deutschland (Germany)

E-Mail: info@digital-front.de

Representatives / Vertretungsberechtigte:
Alexander Mendelson, Leonid Ravin

Address / Anschrift:
Mergenthalerallee 73-75
65760 Eschborn
Deutschland (Germany)